协和护士说
妇女健康

主　审　张抒扬

总主编　吴欣娟　郭　娜

主　编　李　颖　李　蕊

副主编　张丽霞　杨长捷

编　者（以姓氏笔画为序）

田小娟　孙博雅　李　蕊　李依霖

杨长捷　杨晓平　肖莉莉　张　尊

张　蒙　张东颖　张丽霞　张桂香

范国荣　郑　佳　秦培培　郭　苗

鲁莎莎　潘晓晶

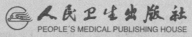

人民卫生出版社

PEOPLE'S MEDICAL PUBLISHING HOUSE

·北　京·

图书在版编目（CIP）数据

妇女健康 / 李颖，李蕊主编 . —北京：人民卫生
出版社，2021.4
（协和护士说）
ISBN 978-7-117-31423-7

Ⅰ. ①妇…　Ⅱ. ①李…②李…　Ⅲ. ①妇科病 – 诊疗
②妇科病 – 护理　Ⅳ. ①R711②R473.71

中国版本图书馆 CIP 数据核字（2021）第 055326 号

人卫智网	www.ipmph.com	医学教育、学术、考试、健康，购书智慧
		智能综合服务平台
人卫官网	www.pmph.com	人卫官方资讯发布平台

协和护士说
妇女健康
Xiehe Hushi Shuo
Funü Jiankang

主　　编：李　颖　李　蕊
出版发行：人民卫生出版社（中继线 010-59780011）
地　　址：北京市朝阳区潘家园南里 19 号
邮　　编：100021
E - mail：pmph @ pmph.com
购书热线：010-59787592　010-59787584　010-65264830
印　　刷：保定市中画美凯印刷有限公司
经　　销：新华书店
开　　本：710×1000　1/16　　印张：13
字　　数：166 千字
版　　次：2021 年 4 月第 1 版
印　　次：2021 年 5 月第 1 次印刷
标准书号：ISBN 978-7-117-31423-7
定　　价：49.00 元
打击盗版举报电话：010-59787491　E-mail：WQ @ pmph.com
质量问题联系电话：010-59787234　E-mail：zhiliang @ pmph.com

健康是人类社会发展进步的重要前提，是人民群众始终追求的基本权利，也是民族昌盛和国家富强的显著标志。随着科学技术不断发展、医学水平持续提升，越来越多关于生命的疑问和奥秘被医学科学家和医务工作者逐步揭开，社会各界也充分认识到开展健康科普工作的急迫性和必要性。特别是党的十九大提出实施"健康中国"战略以来，在全社会范围内营造了重视和关注生命健康的良好氛围，有力推进了健康科普工作向高质量发展。

北京协和医院是我国医疗行业的"排头兵"与"领航者"，在整整一百年不平凡的发展历程中，始终坚持"以人民为中心"，全力以赴去做好每件老百姓关心的事、需要的事。在协和人积极面向社会和公众传播健康知识和健康观念的过程中，护理团队积极拓宽健康教育领域，加大科普传播力度，充分发挥护理人员在提升居民健康水平中的作用。作为我国公共卫生护理发源地，协和建院之初的护理前辈们点燃了护理科普之光，一代代协和护理人在接续奋斗中薪火相传、发扬光大。而今，新时代的协和护理人已在做实、做细、做精护理科普的道路上全速奋进。他们组织开展了针对公众需求的系列健康科普活动，创作了有丰富教育内涵的科普作品，通过多种形式向人民群众传递科学且有温度的健康知识和理念。

我相信，在协和百年华诞的重要历史时刻，协和护理人能够把这份凝聚智慧和关爱的健康叮嘱送到更多人身边，为人民群众全生命周期的健康提供更加优质周到的服务和坚实有力的保障。这套丛书共计四册，涉及慢性病、传染病、妇女健康和儿童成长等内容，都是公众普遍关心的健康话题，希望它能够成为大家健康生活的良师益友，为进一步增强人民健康福祉贡献协和力量！

北京协和医院名誉院长

中国科学院院士

中国科协副主席

中华医学会常务副会长

2021 年 3 月

女人有着美妙的一生！呱呱坠地，新生命诞生给一家人带来无限喜悦；儿童期健康成长受到全社会的关注；青春期迎来靓丽的外表，萌动的热血，憧憬着充满阳光的美好生活；生育期孕育儿女展示出成熟女性伟大的母爱；更年期平稳度过；老年期颐养天年。

然而，疾病在所难免，了解掌握一些必要的妇科、产科常识，建立健康的生活方式，预防妇科疾病的发生，实现健康顺利的生育，是女性生活中重要的课题。

《协和护士说——妇女健康》是一部由北京协和医院资深妇产科护理人员联袂倾力编撰的妇产科实用科普高质量读物。本书从女性备孕、生产、产后护理、日常保健到妇科疾病预防，面面俱到，所涉及的妇产科医学知识准确科学，内容丰富详尽。

青春萌动的少女，阅读"女性的难言之隐，洁身自好的未婚女性怎么也会得病呢？""减肥，还能导致月经失调？"后，会明白在最美的年纪遇到的青春的烦恼，有助于您发现异常，及时就医；育龄妇女，此期具备了生育能力，但是生育要调节，"好孕无忧""备孕宝典"等篇章会告诉您育龄妇女必备的知识；初为人母的妈妈们，"我是孕妇，我还能运动吗？""产后饮食有讲究——究竟怎么吃才是真营养？"等篇章会让您了解到关乎孕妇和孕期胎儿、产妇和婴儿的健康的重要知识；中老年女性，读过"沉默的'杀手'""美丽年华的'江湖刺客'！"等篇章后，会帮助您远离全球女性的三大癌症杀手，从"更年期来了别害怕"中得到启示，认识和调控更年期症状，心态平和，安度晚年！

中国特色社会主义已经进入了新时代，增进民生福祉是发展的根本目的。谨以此书献给广大女性同胞，祝您生活幸福健康！同时希望借此书抛砖引玉，有越来越多的妇产科护理同仁能够投身到医学科普工作中来，造福百姓！

李颖　李蕊

2021 年 1 月

目录

第一章

协和
护士说

计划生育与不孕症

第一节
不孕不育
——好孕无忧

故事
情境

　　赵女士，31岁。结婚4年，解除避孕2年一直未怀孕，现在生育愿望强烈，希望借助辅助生殖技术尽快怀孕。

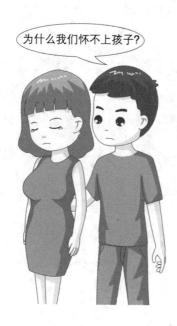

为什么我们怀不上孩子？

协和护士小课堂

什么是不孕症？

　　婚后男女双方并无不愿生育的愿望，同居一年以上，有正常的性生活且均未采取避孕措施，仍未能受孕，则诊断为不孕症。

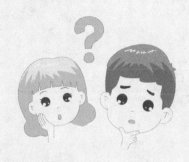

　　赵女士：我们试了 2 年没怀孕，怎么回事呢？

　　专科护士：根据您的情况，没有做任何的避孕措施 2 年仍没有怀孕，可以考虑不孕症，但需要夫妻双方一起进行相关检查，找到原因，我们根据原因再进行治疗。

　　赵女士：我能做试管婴儿吗？

　　专科护士：试管婴儿有严格的适应证及医学伦理问题，而且试管婴儿并不是绝对安全的，有一定的风险，因此，凡是不符合条件的患者，都不能做。

一、什么原因导致不孕症呢？

分为女方因素和男方因素。

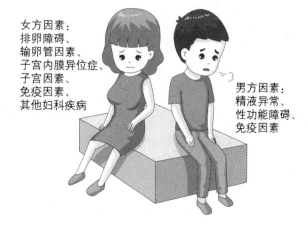

女方因素：
排卵障碍、
输卵管因素、
子宫内膜异位症、
子宫因素、
免疫因素、
其他妇科疾病

男方因素：
精液异常、
性功能障碍、
免疫因素

二、哪些生活因素可能会导致不孕不育？

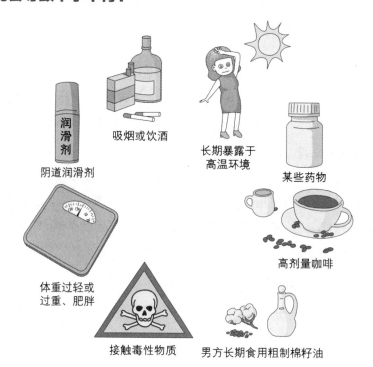

阴道润滑剂

吸烟或饮酒

长期暴露于高温环境

某些药物

高剂量咖啡

体重过轻或过重、肥胖

接触毒性物质

男方长期食用粗制棉籽油

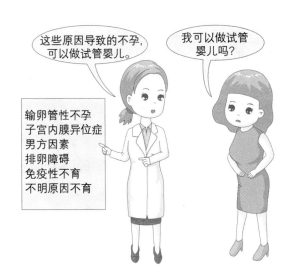

三、什么情况下
可以做试管婴儿呢？

这些原因导致的不孕，
可以做试管婴儿。

我可以做试管婴儿吗？

输卵管性不孕
子宫内膜异位症
男方因素
排卵障碍
免疫性不育
不明原因不育

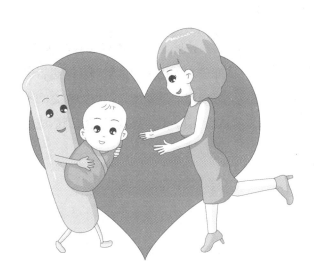

四、做一次试
管婴儿大约需要多
长时间？

做一次试管婴儿大
约需要 2~3 个月。

五、试管婴儿可以选择男孩吗？

根据相关规定，试管婴儿禁止非医学需要的性别鉴定，当遗传检查显示夫妇可能生育性别相关遗传病的孩子时，法律才允许选择性别。

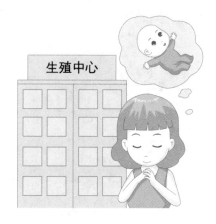

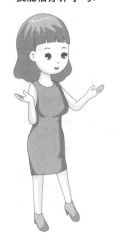

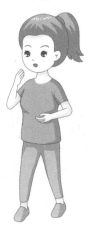

六、可以找一个正常女性借卵吗？

不允许。

按照国家卫生健康委的规定，卵子必须是由做试管婴儿的患者进行捐赠，且受赠人和供卵者之间不能互相认识，需要通过律师达成协议方可。

七、允许冻卵吗？

目前我国是不允许的。

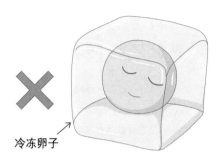

冷冻卵子

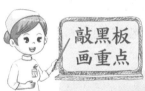

敲黑板
画重点

1. 不孕不育一定要夫妻双方检查。

2. 试管婴儿有严格的适应证。

3. 辅助生殖是一个长期的治疗过程，患者及家属要做好充分的心理准备和时间准备。

（潘晓晶）

第二节

避孕

——你避孕了，怎么还会怀孕？

王女士，35 岁，结婚 8 年，育有 2 个宝宝。近期，出现月经推迟，刚开始以为是劳累所致，今天门诊就诊，查出怀孕。她十分诧异：自己避孕了，怎么可能怀孕呢？

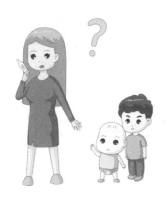

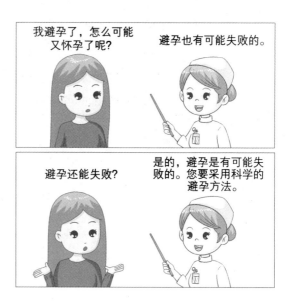

协和护士小课堂

什么是科学的避孕方法？

科学的避孕方法指采取措施后能立即长效的避孕，停止后可立即妊娠。如复方口服避孕药和宫内节育器放置。

一、常见的避孕方法有哪些？

避孕套避孕：避孕套避孕不属于科学避孕。如果每次同房均全程使用避孕套，并在每次使用前都检查避孕套的有效期和有无破损，那么避孕成功率可达 98%；反之，避孕失败率会高达 15%。

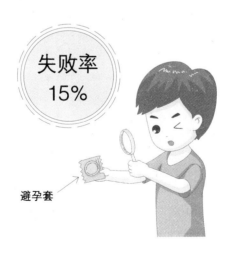

失败率 15%

避孕套

安全期避孕：根据女性生理周期推测排卵日期，在易孕期禁欲。排卵易受到外界多种因素的影响，时间并不规律，很难预测。因此安全期避孕并不可靠。

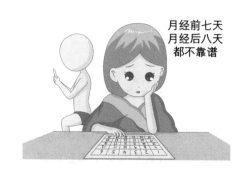

月经前七天
月经后八天
都不靠谱

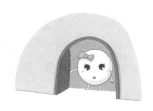

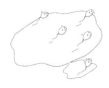

体外射精：其实，在男性射精前，流出的分泌物中已经含有少量精子，其数量足以令女性怀孕。

紧急避孕药：有效性在 85% 左右，但它只是在没有采取有效防护措施或采取防护措施失败情况下的一种补救方法，不宜作为常规避孕方法长期使用。

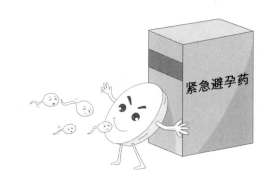

紧急避孕药

二、什么是科学的避孕方法？

科学的避孕方法，提倡"立即、长效、可逆"。

立即：流产后 2 周即可恢复排卵，更早的会在流产后 11 天即可受孕，为了避免重复流产、高危流产，世界卫生组织（WHO）指出：流产后应立即落实避孕措施。

长效：世界卫生组织规定：使用 1 年，避孕成功率 >99% 的方法，即为长效避孕方法。

可逆：停止避孕后，生育功能很快恢复，可以立即妊娠。

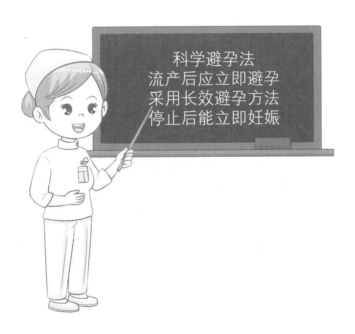

科学避孕法
流产后应立即避孕
采用长效避孕方法
停止后能立即妊娠

三、常用的科学避孕方法有哪些？

复方口服避孕药（COC）：正确使用失败率仅为 0.3%。复方短效口服药都是低剂量的，代谢迅速，不影响生育。停用后，生育功能很快恢复，可以立即妊娠，无需等待，且 COC 不会引起胎儿出生缺陷。

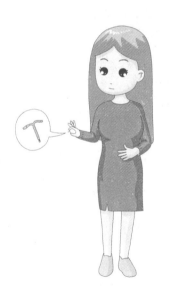

宫内节育器（IUD）： IUD 有两种，不带药的节育器——惰性宫内节育器；宫内节育器加上孕激素或铜，提高避孕效果，称之为带药或活性宫内节育器，是我国常用的节育器。避孕失败率仅为 0.2%~0.6%。IUD 避孕是可逆的，其取出后，生育功能很快恢复，可立即妊娠，无需等待。

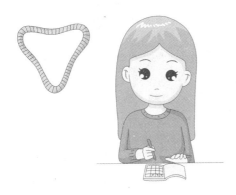

月经已经过去3天了，可以放置宫内节育器了

四、放置宫内节育器有哪些注意事项？

1. 宫内节育器一般在月经干净 3~7 天时放置。其中，左炔诺孕酮宫内缓释系统在月经末期放置。

2. 术后可能出现腰腹酸胀、下坠感、阴道点滴出血，一般无需特殊处理，可自行消退。

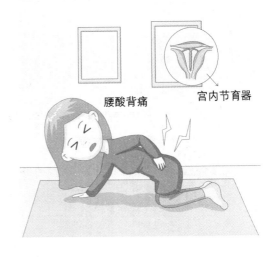

腰酸背痛

宫内节育器

3. 术后禁止性生活，盆浴 2 周，注意卫生，预防感染。

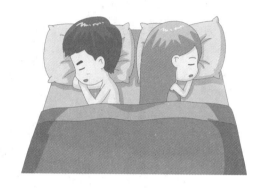

4. 定期复查，避免节育器脱落或移位。

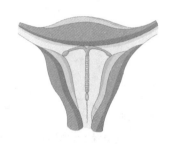

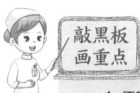

敲黑板画重点

1. 正确使用避孕套避孕，安全期避孕、体外射精、紧急避孕药避孕不推荐。

2. 应用科学的避孕方法如复方口服避孕药或宫内节育器进行避孕。

（张尊）

第三节
人工流产术
——人工流产那些事儿

**故事
情境**

26 岁的小丽，一个月前刚刚被诊断患了免疫系统疾病，目前用药物治疗中，没想到小丽意外怀孕了，医院 B 超显示小丽怀孕 6 周，免疫科医生考虑小丽目前吃的药物可能对宝宝不好，小丽无奈只好跟宝宝"告别"——进行人工流产。

流产后的小丽应该怎么做？需要注意些什么呢？

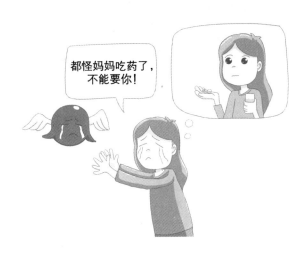

意外怀孕了怎么办？

发现意外怀孕应及早处理，补救措施有人工流产术。人工流产术是在怀孕 3 个月内通过手术流产或药物流产的方法将未发育成熟的胚胎从子宫取出。目前，手术流产是意外怀孕女性首选方式，最常见的是负压吸宫术。它的原理与吸尘器工作原理相似，用吸管伸入宫腔将胚胎组织吸出体外，之后医生还要进行刮宫。手术及药物均会对女性身体造成一定伤害，所以切不可将人工流产术当作常规避孕方法。

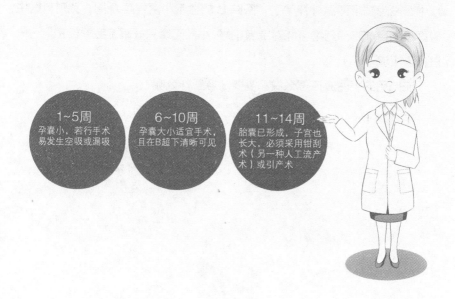

1~5周
孕囊小，若行手术易发生空吸或漏吸

6~10周
孕囊大小适宜手术，且在B超下清晰可见

11~14周
胎囊已形成，子宫也长大，必须采用钳刮术（另一种人工流产术）或引产术

一、人工流产术前需要注意什么？

1. 如实向医生叙述病史，如孕、产史，药物、食物过敏史等。

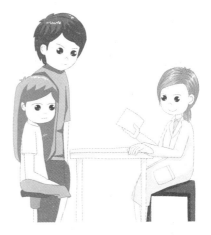

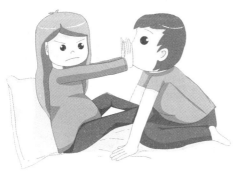

2. 术前 3 天禁止性生活。

3. 无感冒、鼻塞等症状，体温不超过 37.3℃。

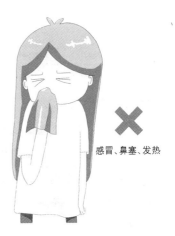

感冒、鼻塞、发热

4. 术前 4~6 小时不可以吃东西，不可以喝水，以避免手术中麻醉引发胃肠道反应，导致恶心、呕吐，引发误吸而造成窒息。

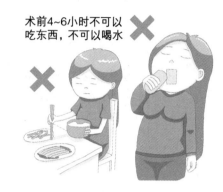

术前4~6小时不可以吃东西，不可以喝水

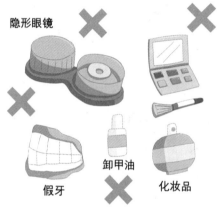

隐形眼镜

卸甲油

假牙　　　化妆品

5. 不要化妆，身上戴的东西如无法去除，请及时告知医护人员。

二、人工流产术疼吗？

目前医院以无痛人工流产为主，是在全身麻醉的状态下进行的。

但在做完手术以后，子宫也会发生收缩，所以有宫缩痛的情况，跟平常的痛经差不多，一般可以忍受。

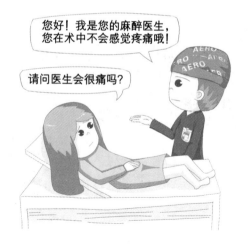

您好！我是您的麻醉医生，您在术中不会感觉疼痛哦！

请问医生会很痛吗？

三、做完人工流产术后什么时候可以吃东西？可以吃什么？

麻醉清醒后可以正常饮食，以清淡、富含维生素、蛋白质、矿物质的食物为宜。

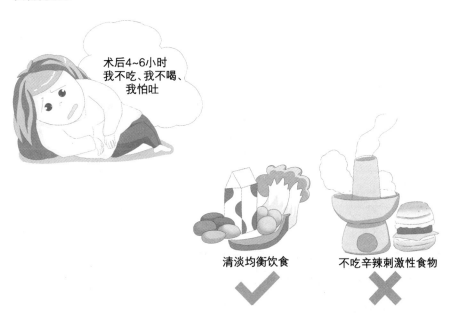

清淡均衡饮食 ✔

不吃辛辣刺激性食物 ✘

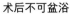
术后不可盆浴

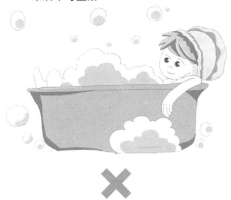
✘

四、人工流产术后可以洗澡吗？

1. 为避免盆腔感染，术后一个月不可盆浴。

2. 术后即可淋浴，特别应注意外阴的清洁，可用流动温水清洁外阴，勤换洗内衣裤。

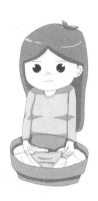

五、人工流产术后出血了怎么办？

手术后 1~2 周内阴道有少量出血为正常现象，如果出血超过月经量或有腹痛、发热等，请及时门、急诊就诊。

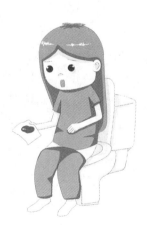

六、人工流产术后什么时候可以同房？多久可以再怀孕？

1. 手术后1个月内禁止性生活、盆浴、游泳，以免引起感染。

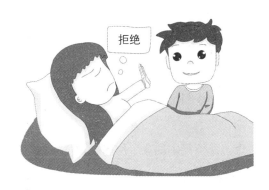

2. 人工流产术后至少要规律月经3次以后，3~6个月左右可以考虑再次妊娠。

但也要根据自己身体的基础条件来决定，如果有合并症或其他基础疾病，要先去相关科室咨询医生，来明确自己的疾病是不是稳定，适不适合再怀孕。

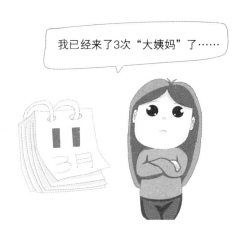

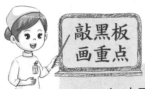

1. 人工流产术对女性存在很大伤害，切不可作为常规避孕方式。

2. 孕 6~10 周可选择人工流产术作为避孕失败的补救措施。

3. 在人工流产术后 1 个月内禁止性生活、盆浴、游泳，以免引起感染。

4. 术后注意观察阴道出血情况，手术后 1~2 周内阴道有少量出血为正常现象，如果出血超过月经量，出现了发热、腹痛，阴道分泌物发臭、脓性，或者术后半个月还出血，请及时到医院就诊。

（肖莉莉）

第二章

产前检查及孕期保健

第一节
备孕
——备孕宝典

27岁的小琴和28岁的小刚结婚两年了，家里养着一只宠物猫，两人工作稳定，双方父母建议趁自己身体健康能帮忙带孩子，希望他们尽早要宝宝。小琴和小刚也觉得父母说得有道理，打算好好计划一下：如何生一个健康的宝宝？在怀孕之前需要做什么准备？家里的猫影响宝宝的健康吗？什么时候同房容易怀孕？……

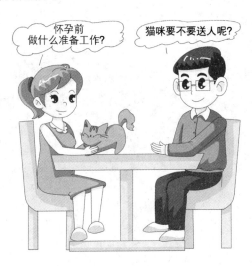

协和 护士 小课堂

什么是备孕？

备孕即孕前咨询与保健，包括夫妻双方身体上及心理上的准备，以及对不良生活习惯的调整，对于提高优生率有重要意义。排卵期同房可大大提高受孕成功率。

一、孕前有必要做身体检查吗？

1. 孕前准备在怀孕前 3~6 个月开始，尽量做身体检查，医生根据检查结果提出保健意见及基础疾病的治疗方案，使身体达到可以妊娠的良好状态。

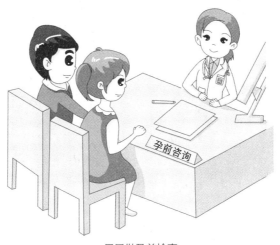

尽量做孕前检查

2. 孕前做 TORCH 检查，即对弓形虫、风疹病毒、巨细胞病毒、单纯疱疹病毒等病原体的一组检查，主要通过抽血进行。宠物交给他人照料，避免弓形虫、寄生虫感染的发生。

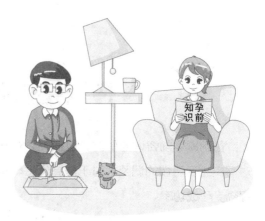

宠物可暂时交由他人照料

二、孕前需要做哪些准备呢？

1. 能接受孕期体型的变化，孕吐等早孕反应，孕晚期下肢肿胀、行动不便等妊娠期的变化。

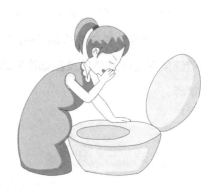

腿好粗，水肿了

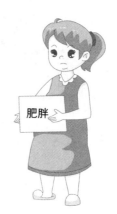

肥胖

2. 家庭成员也需做好准备，包括对宝宝健康的期望、生活重心的转移、宝宝的照护等问题。

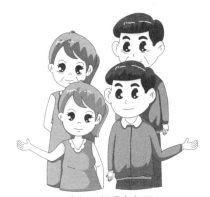

我们已经准备好了

① 夫妻一起戒烟限酒

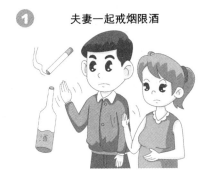

3. 夫妻双方戒烟、限酒，健康饮食，作息要规律。

② 夫妻一起健康饮食

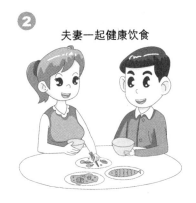

③ 夫妻都要作息规律

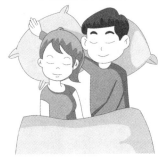

4. 备孕期间用药要谨慎，谨遵医生医嘱。

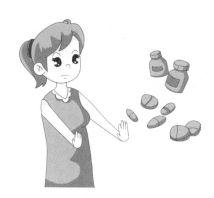

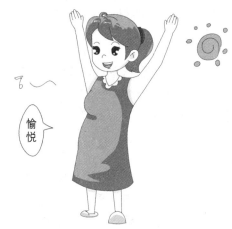

愉悦

5. 保持良好的情绪，适时减压，进行体育锻炼。

三、怎么监测排卵期？

1. 月经周期规律的女性，下次月经来潮前 14 天左右为排卵期。

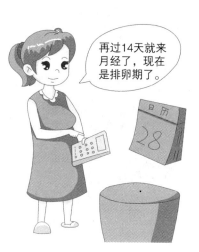

再过14天就来月经了，现在是排卵期了。

2. 测量基础体温，即早晨醒来后，不做任何肢体及心理活动，直接测量的舌下温度。从月经来潮第一天开始记录，直到下次月经来潮前一天算一个月经周期。排卵之后体温升高，高温相持续约 14 天左右，有无怀孕可以这样判断：

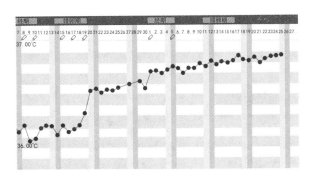

① 若已怀孕，则持续高温相

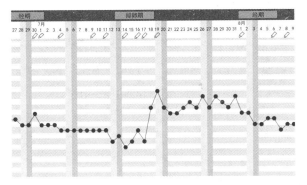

② 若降回低温相，则进入下一个月经周期

③ 若未出现高温相，则表示没有排卵

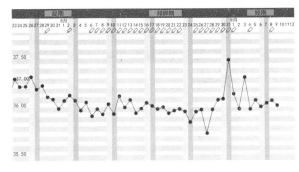

3. 利用排卵试纸或者
B 超监测排卵。

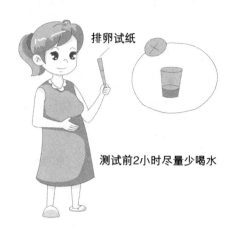

排卵试纸

测试前2小时尽量少喝水

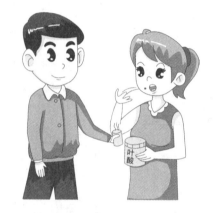

四、孕期需要服用叶酸吗？

叶酸可以预防胎儿神经管畸形，胎儿神经系统在刚怀孕时就开始发育了，所以夫妻双方应在孕前 3 个月每天补充叶酸，孕妇整个孕期都需补充叶酸。

敲黑板
画重点

1. 备孕在孕前 3~6 个月开始，做个身体检查很重要。

2. 改变不良的生活方式及饮食习惯，进行适当的体育锻炼。

3. 夫妻双方孕前 3 个月补充叶酸。

（郑佳）

第二节
孕期产检
——妈妈的必修课

　　35 岁的小丽结婚一年了，停经一周后小丽来到医院检查，结果显示尿液 HCG 阳性，得知怀孕的消息，全家人都很开心。接下来小丽在医院建档，准备产检，小丽年龄不小了，第一次怀孕，既开心又紧张，怀胎十月，对于接下来的产检，有很多疑问……

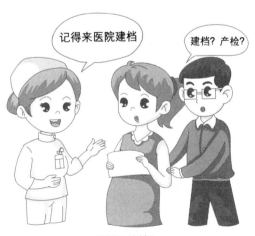

建档？产检？

协和护士小课堂

产检都是什么时间进行呢

6~13^{+6} 周	产检开始
14~19^{+6} 周	检查 1 次
20~36 周	4 周 1 次
37 周以后	1 周 1 次

高危妊娠的孕妈妈,应酌情增加产前保健次数

一、产检目的是什么，偶尔不来可以吗？

1. 产检是为了确定孕妇和胎儿的健康状况，估计和核对孕期或胎龄。

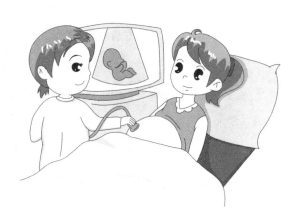

2. 制订产前检查计划，包括检查时间、项目内容和分娩计划等。

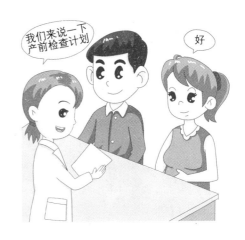

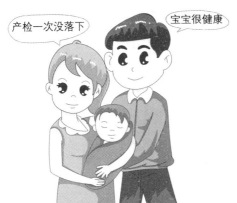

3. 产检是确保母儿健康的关键环节，一定要按时进行产检。

二、产检的常见项目有哪些？

1. 监测体重，控制整个孕期体重在合理范围，满足胎儿生长发育的需求，防止妊娠期糖尿病及巨大儿造成难产的发生。

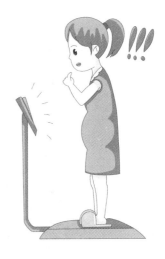

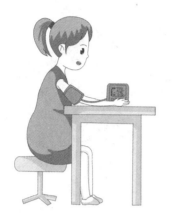

2. 测量血压，及时发现妊娠高血压，避免子痫的发生。

3. 血液检查，主要包括血常规、凝血功能、肝功能、肾功能、乙型肝炎病毒表面抗原、梅毒螺旋体和 HIV 筛查等项目。

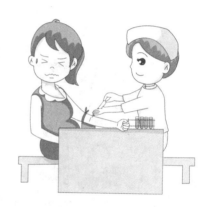

4. 尿液检查，主要是检查尿液中有无白细胞、红细胞，有无尿蛋白，了解肾脏功能的情况。

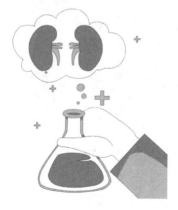

5. 做心电图，了解心脏电生理变化是否正常。

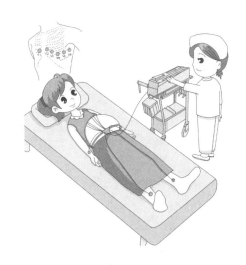

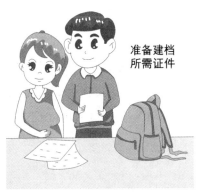

准备建档所需证件

三、产科专科检查项目有哪些？

1. 早孕期

准备好建档所需证件，建立妊娠期保健手册，帮助了解孕前保健、孕期检查、孕产期保健、出生记录、儿童保健等方面的内容。

推算预产期，让孕妇做好当妈妈的准备，但有时实际生产日期和预产期并不完全一致。

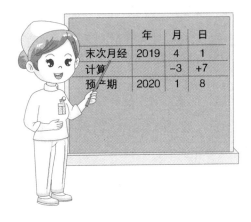

	年	月	日
末次月经	2019	4	1
计算		-3	+7
预产期	2020	1	8

评估妊娠高危因素，加强高危妊娠管理工作，早发现、早处理，保障母儿健康。

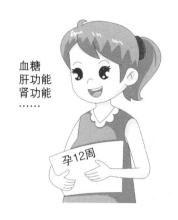

血糖
肝功能
肾功能
……

孕12周

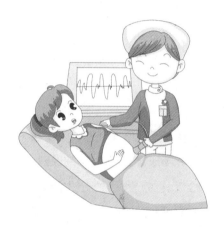

监测胎心率：于孕 12 周左右开始，贯穿整个孕期，评估胎儿宫内的状况。孕 11~13^{+6} 周进行胎儿颈部透明带检查（NT），检查胎儿有无发育异常。

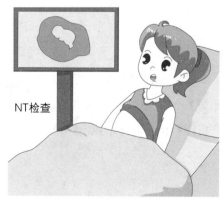

NT检查

2. 妊娠中晚期

孕 20 周左右开始，每次产检测量宫高、腹围，医生将相应数值绘在宫高腹围线上，从而绘制妊娠图，判断胎儿生长发育情况。

产前测量腹围

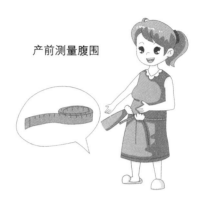

测量宫高

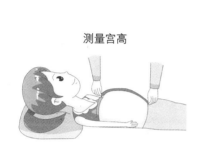

继续监测胎心率，评估胎儿宫内的状况。

孕 15~20 周进行唐氏筛查，降低新生儿出生缺陷。

唐筛

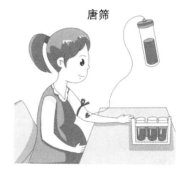

葡萄糖 ＋ 水 →

5分钟内服完

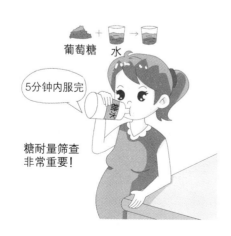

糖耐量筛查非常重要！

孕 24~28 周进行糖耐量筛查，确诊是否患有妊娠期糖尿病。

定期进行B超检查，检查胎儿有无畸形，了解胎儿生长发育状况、羊水量、胎盘情况。

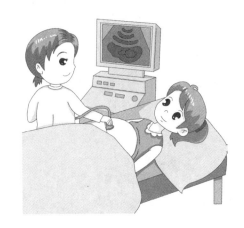

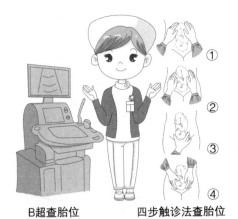

① ② ③ ④

B超查胎位　　四步触诊法查胎位

胎位检查

检查胎位，除了B超，还可以通过四步触诊法确定胎头及胎臀位置，为分娩方式提供参考。

四、孕期产检 B 超介绍

小丽：医生给我约了下次来做B超，需要憋尿，我刚怀孕，为什么做B超啊？

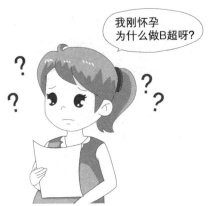

我刚怀孕为什么做B超呀？

护士：先给您介绍下孕期的几次重要 B 超检查。

孕 5~8 周	早孕期 B 超检查	判断胚胎是否在宫内
孕 11~13^{+6} 周	胎儿颈部透明带检查（NT）	检查胎儿有无发育异常
孕 20~24 周	胎儿系统 B 超筛查（大排畸）	最重要的排查胎儿大体畸形的 B 超检查
孕 29~32 周	孕晚期第一次产科 B 超	判断胎儿生长发育是否符合孕周；胎位和胎盘位置是否正常
孕 37 周	孕晚期第二次产科 B 超	判断胎儿大小、羊水量为分娩方式提供参考
至分娩前	间隔 2 周复查产科 B 超	监测胎儿大小和羊水量

护士：这几次 B 超检查是非常重要的，高危妊娠者需要根据病情酌情增加 B 超检查次数。

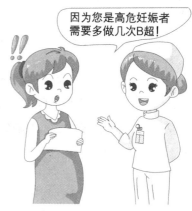

因为您是高危妊娠者需要多做几次B超！

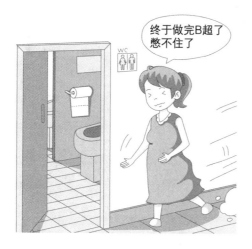

终于做完B超了憋不住了

小丽：明白了，是不是做产科 B 超都需要憋尿啊？憋尿很难受啊！

护士：一般来说，早孕期第一次 B 超确定妊娠囊的位置需要憋尿，从第二次 B 超（NT）开始孕妈妈肚子里已经有羊水了，能看清宝宝了，就不需要憋尿了，另外进食、饮水也不影响 B 超效果。

小丽：那太好了，憋尿太难受了，这下我就放心啦！

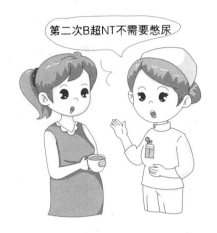

第二次B超NT不需要憋尿

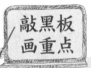

敲黑板
画重点

　　规范的产前检查能够及早防治妊娠并发症或合并症，及时发现胎儿异常，评估孕妇及胎儿的安危，确定分娩时机和分娩方式，保障母儿安全。

（张桂香）

第三节
孕期营养过剩
——孕妈妈需要一个人吃两个人的饭吗？

故事情境

今年 30 岁的小李，顺利怀孕即将成为一名妈妈。孕期全家对她的照顾无微不至，在饮食上，各种山珍海味，只要有营养的，全部让她多吃，甚至婆婆还说："小李，你现在是两个人，一定要吃双份儿，肚子里的宝宝才会白白胖胖、健健康康。"上周小李产检，发现一周体重增加了 2kg，产检医生建议她去营养科就诊。经过营养师的评估，小李被诊断为：孕期营养过剩。

营养过剩还是病？这个病到底是怎么一回事呢？

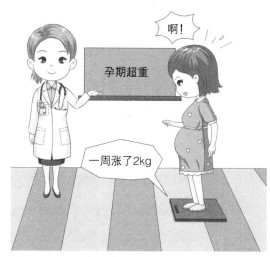

孕妇称体重，发现营养过剩

协和护士 小课堂

什么是孕期营养过剩？

随着孕周的增加，胎儿体重增加，羊水、胎盘的重量逐渐增加，孕妈妈自身为哺乳囤积一定脂肪，因此体重会逐渐增加。整个孕期的体重增加并不是越多越好，而应在适宜的范围。当孕妈妈的体重指数（BMI）≥28kg/m^2 或每周体重增加 >0.55kg，即可诊断为孕期营养过剩。

一、孕期营养过剩的常见原因

包括摄入过多、缺乏运动、饮食结构不合理等。

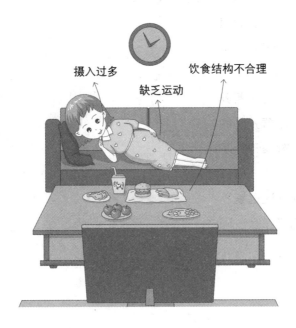

摄入过多　　缺乏运动　　饮食结构不合理

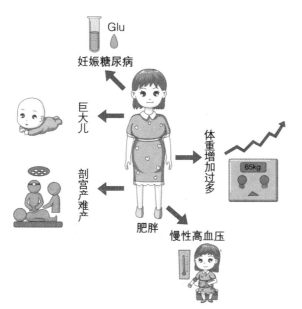

孕妇营养过剩会导致孕期体重增加过多，可能会导致出现许多危险的并发症，如慢性高血压、先兆子痫、妊娠糖尿病、巨大儿，增加剖宫产的概率等。

孕期营养过剩的危害

三、孕期营养过剩怎么办？

1. 孕妈妈首先要了解孕期体重增长的合理范围和每周增长的具体要求：整个孕期体重增长 11~15kg，其中，孕早期宜增重 1~1.5kg，孕中期每周增加 0.5kg 左右，孕晚期每周增加控制在 0.5kg。

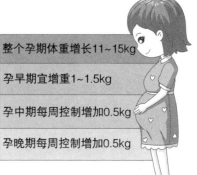

整个孕期体重增长11~15kg

孕早期宜增重1~1.5kg

孕中期每周控制增加0.5kg

孕晚期每周控制增加0.5kg

2. 若发现孕期体重增长过快，应及时到营养科就诊。

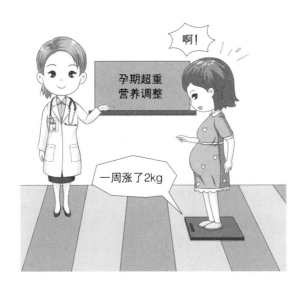

3. 制订孕期运动计划，建议中、低强度的有氧运动，每次 30~45 分钟，每周 3~5 次。

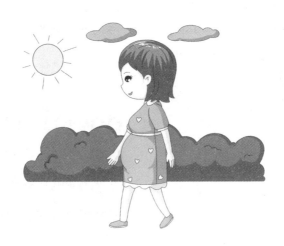

4. 坚持均衡饮食，记录饮食日记。

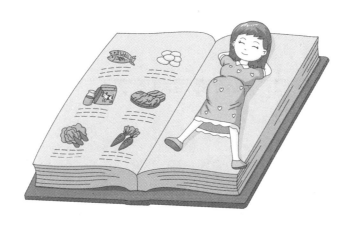

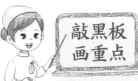

1. 孕期营养过剩重在预防，整个孕期的体重增长应在 11~15kg，孕早期不超过 1.5kg，孕中期和孕晚期每周不超过 0.5kg。

2. 对于孕期营养，需要孕妇及家属改变错误理念，并不是摄入的营养越多越好。

3. 孕期营养贵在营养均衡，搭配合理，适量运动，做到吃动平衡。

（张东颖）

第四节
孕期运动
——我是孕妇，我还能运动吗？

小李怀孕 18 周了，产检的时候经过医生评估，建议她适量运动。于是小李购置了运动衣裤，兴致勃勃地开始做孕期瑜伽。小李的妈妈看到小李躺在瑜伽垫上不停地扭腰、晃动，吓得目瞪口呆，满脑子疑惑："女人怀孕要以静养保胎为主，为什么我的女儿又扭又动呢？究竟孕妇能不能运动呢？"

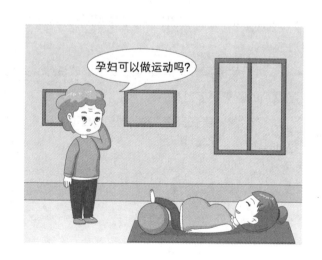

孕期运动的禁忌证有哪些呢？

经过产科医生评估，当孕妈妈出现先兆早产、多胎妊娠、宫颈功能不全、胎膜早破、前置胎盘，严重的心血管、呼吸系统疾病，血糖控制不稳这些情况，属于孕期运动的禁忌证。经过产科医生评估，没有孕期运动禁忌证的孕妈妈，完全可以进行适宜的孕期运动。

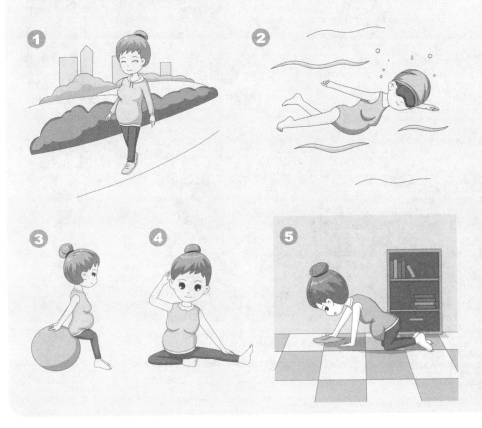

一、孕期运动有哪些益处呢？

孕期轻度至中度的有氧运动并不会增加流产率和早产率，相反可以稳定孕期血糖、控制体重增长、预防下肢深静脉血栓和巨大儿的发生等。另外，孕期运动可以显著改善孕妇的情绪，减少孕期背痛不适，促进睡眠，利于产后恢复，降低产后抑郁的风险。

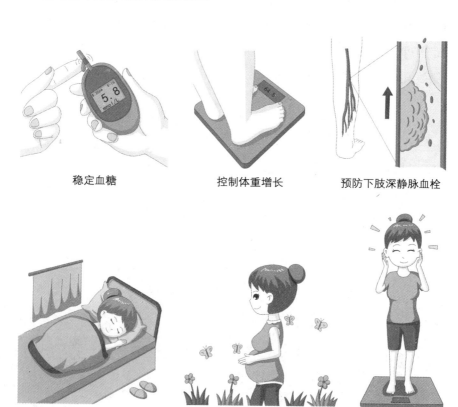

稳定血糖　　　　　　　　控制体重增长　　　　　　预防下肢深静脉血栓

促进睡眠　　　　　改善情绪，降低抑郁风险　　　　利于产后恢复

孕期运动的益处

二、孕期该如何科学正确地运动呢？

建议孕妈妈根据自己的身体条件开展个体化、多样化的运动，像散步、游泳、瑜伽、孕妇体操、上肢运动、凯格尔运动、轻体力家务等都是我们推荐的运动形式。不建议参加有一定风险和刺激的运动，例如篮球、举重、骑马、潜水、马拉松长跑等运动。

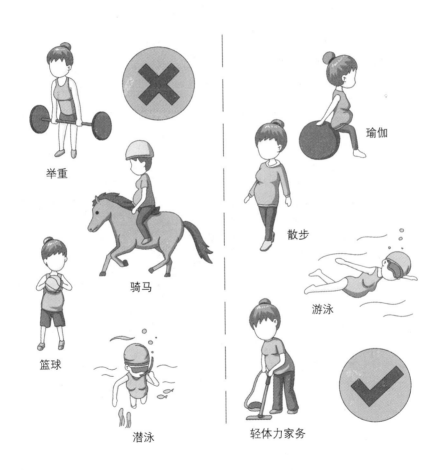

举重

骑马

篮球

潜泳

瑜伽

散步

游泳

轻体力家务

三、孕妈妈如何确保运动安全呢？

建议孕妈妈从孕中期开始适量运动，以中、低等强度有氧运动为宜，每次运动 30 分钟，每周保持 3~5 次。另外，孕妈妈运动前、后要计数胎动。

运动过程中，一旦出现下腹痛、气短、阴道流液、感知明显宫缩等情况应立即停止运动，必要时咨询产科医生。

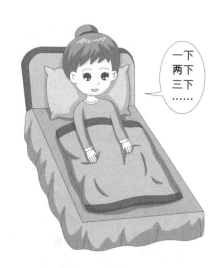

一下
两下
三下
……

识别立即停止运动的信号

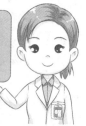

一旦出现阴道流血、呼吸困难、头晕、头痛、胸痛、肌无力、腓肠肌疼痛肿胀（需排除血栓性静脉炎）、宫缩、胎动减少、胎膜早破。

注意事项

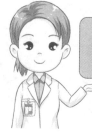

建议孕妇锻炼前需摄入足够的碳水化合物、限制锻炼时间。锻炼建议在常温或环境可控（如空调）条件下进行。

四、孕妈妈如何衡量自己的运动量是否合适呢？

简单的小方法即可判断：说话试验（talk test），如果孕妈妈在运动的过程中仍然能够正常交谈，运动量就是适宜的。同时也可以计算自己的靶心率，靶心率 =170- 年龄，孕妈妈可以根据自己的具体年龄，计算出自己适宜的靶心率。肥胖或超重的孕妈妈，在此基础上，靶心率可适当降低 20 次 / 分。

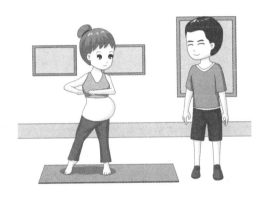

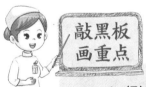

1. 经过产科医生评估，排除妊娠运动禁忌证的孕妈妈在孕期是完全可以运动的。

2. 推荐孕妇进行中、低等强度的有氧运动。

3. 运动前、后注意计数胎动，运动过程中既要确保运动强度又要保证运动安全。

（张东颖）

孕期口腔保健
——小小牙齿，大大健康

　　小张怀孕 8 周，到医院进行产检登记，医生在询问完病史和孕产史后，问道："小张，你怀孕前检查口腔了吗？" 小张一脸迷茫地看着医生回答："啊？怀孕还要检查口腔啊？要孩子和口腔没什么关系吧？"

　　医生说道："孕前检查，不要忽略口腔检查哟！"

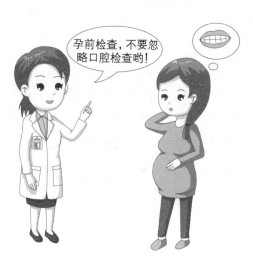

协和护士小课堂

孕前口腔检查为什么如此重要？

如果孕妇在孕前不进行口腔检查，口腔疾病恰巧在孕期发作，孕妇就会处于不用药无法控制疾病、用药又担心对胎儿有不良影响的两难境地。而且在怀孕早期和晚期接受复杂口腔治疗，会因为紧张和疼痛等因素，增加胎儿流产或早产的风险。因此，建议准备怀孕的妇女应在怀孕前6个月进行一次全面的口腔检查。

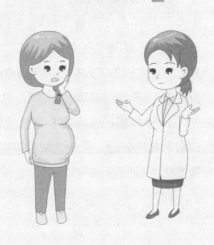

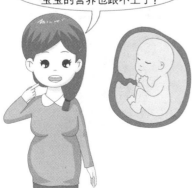

> 牙口不好，吃不好饭，我瘦了，宝宝的营养也跟不上了！

一、孕期口腔健康的重要性

孕妇若患牙周病可导致婴儿早产或出生低体重，孕妇的口腔健康水平会对胎儿的健康产生影响。

二、孕期若发生口腔疾病，治疗方面有哪些注意事项？

1. 孕期口腔治疗一般仅限于急症的处理，口腔检查与治疗建议在孕前完成。

2. 若有口腔问题，孕中期即怀孕4~6个月是治疗的最佳时期。孕妈妈在孕早期和孕晚期若接受复杂的口腔治疗，可能会因为紧张和疼痛等因素增加胎儿流产或早产的风险。

3. 孕妈妈在怀孕的1~3个月进行口腔急症的处理，因胎儿发育不完全，要避免 X 线照射。

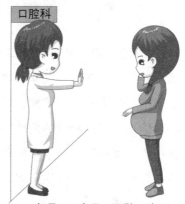

怀孕1~3个月，不做口腔治疗，仅限急症处理

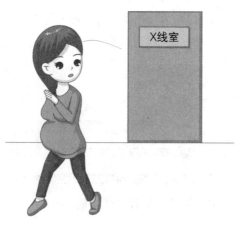

远离X线

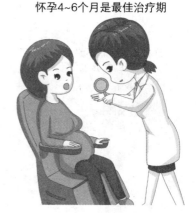

怀孕4~6个月是最佳治疗期

三、孕期口腔保健知识有哪些？

1. 孕妈妈要养成早晚刷牙的好习惯，特别是睡觉之前的刷牙很重要。

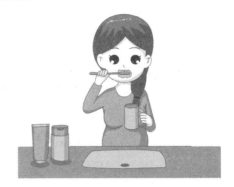

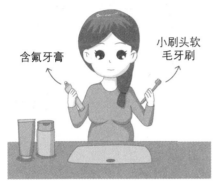

含氟牙膏　　小刷头软毛牙刷

2. 孕妈妈要使用刷毛顶端圆润、刷头比较小的软毛牙刷，可以防止牙龈出血；含氟的牙膏则可以有效预防龋齿。

3. 孕 4~6 个月，胎儿的大部分乳牙和牙胚已经开始钙化，孕妈妈可以多摄入一些含钙的食物。为了促进体内钙、磷的吸收，还应该多做户外活动，吸收阳光，补充维生素 D。

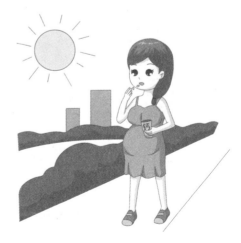

敲黑板
画重点

1. 女性怀孕后，体内雌激素水平升高，血管通透性增强，更容易发生口腔问题。

2. 建议准备怀孕的妇女应在怀孕前 6 个月进行一次全面的口腔检查。

3. 若进行口腔疾病的治疗，应选择妊娠 4~6 个月时期。

4. 孕期口腔护理尤为重要，建议早晚刷牙，选择舒适圆头的软毛牙刷。

（张东颖）

第六节
先兆早产
——十月怀胎，宝宝别着急

怀孕 33 周的小杰白天上班时，就感到有不规律的下腹疼痛，坐下休息片刻后可缓解。晚上下腹疼痛再次出现，小杰自己觉得比白天加重，去医院就诊后，医生考虑先兆早产，建议小杰住院治疗。

这是什么情况？是就要生产了吗？是不是太早了？

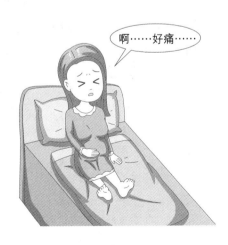

啊……好痛……

什么是先兆早产？

早产是指妊娠满 28 周至不满 37 周间分娩。早产可分为两个阶段：先兆早产和难免早产。先兆早产除不规律宫缩外还伴阴道血性分泌物或胎膜已破情况，这些与足月妊娠临床相似。

先兆早产诊断：①妊娠在 28~37 周；②胎膜完整；③宫颈管缩短，可有进行性扩张；④子宫收缩持续时间不超过 30 秒，间隙为 10 分钟以上者。

先兆早产的治疗原则：若胎儿存活、无胎儿窘迫、胎膜未破，应设法抑制宫缩，尽可能使妊娠继续维持。若胎膜已破，早产不可避免，应尽力提高早产儿存活率。

一、什么原因导致先兆早产？

导致先兆早产的原因有母体因素、胎儿因素等。

母体因素

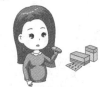

1. 子宫的结构异常　2. 合并急、慢性疾病

3. 并发妊娠期高血压疾病　4. 吸烟、吸毒、酒精中毒、重度营养不良

5. 其他情况，如精神体力负担、创伤、性交等

胎儿因素

1.前置胎盘和胎盘早剥

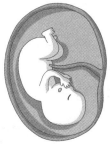

2.羊水过多或过少、多胎妊娠

3.胎儿畸形、胎死宫内、胎位异常

4.胎盘早剥,绒毛膜羊膜炎

另外,大约30%的早产原因不清

二、常见症状有哪些?

最主要的症状是宫缩导致的下腹疼痛。

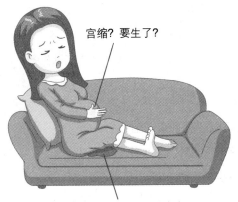

宫缩? 要生了?

伴有阴道出血、阴道流水

三、发生先兆早产应该怎么办？

1. 明确胎儿存活、无畸形，无严重妊娠疾病、无宫腔感染可适当采取保胎治疗。

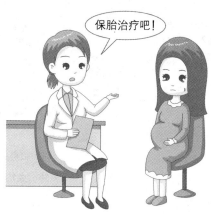

保胎治疗吧！

抑制宫缩

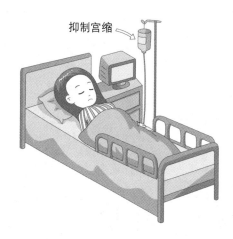

2. 积极控制宫内感染。

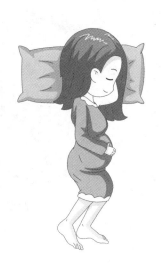

3. 左侧卧位可以提高子宫、胎盘血流量，降低子宫敏感性，使子宫肌肉松弛从而减少自发性宫缩。

4. B 超、胎儿纤维连接蛋白的检测，帮助预测早产的可能性。

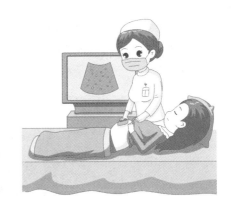

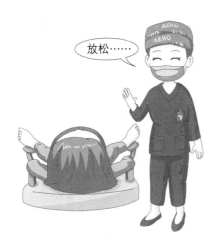

放松……

5. 进行阴道检查，以了解子宫颈容受及扩张情况。

6. 孕周≤34 周者，应用糖皮质激素促进胎儿肺发育，避免新生儿呼吸窘迫综合征发生。

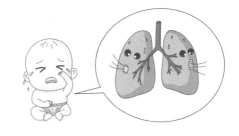

四、如何预防先兆早产的发生呢？

日常生活中，该如何预防呢？

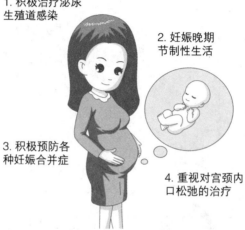

1. 积极治疗泌尿
生殖道感染

2. 妊娠晚期
节制性生活

3. 积极预防各
种妊娠合并症

4. 重视对宫颈内
口松弛的治疗

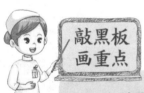

敲黑板
画重点

1. 出现先兆早产时，应根据孕妇及胎儿情况，在无医学禁忌的情况下合理延长孕周。

2. 当早产不能避免时，应设法提高早产儿存活率。

3. 先兆早产的治疗除卧床外，主要是应用宫缩抑制剂、抗感染及促胎肺成熟。

（杨长捷）

第三章

产褥期护理

第一节
产后恶露
——妈妈的子宫"清理打扫"干净了吗？

小李产后 4 周偶有淡粉色恶露，起初她没有在意，在孕妈群聊天中发现，和自己同期分娩的其他孕妈现在恶露已经排干净了，她担心自己恶露不尽，是不是不正常？是不是宫腔内有残留？

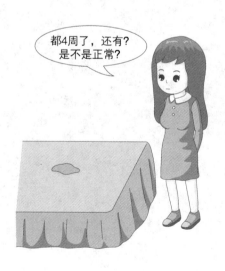

都4周了，还有？
是不是正常？

协和护士小课堂

什么是恶露？

产后子宫蜕膜脱落，含有血液、坏死蜕膜等组织经阴道排出，称为恶露。正常恶露有血腥味，但无臭味，持续 4~6 周，总量约 250~500ml。正常情况下，恶露因其颜色、内容物及时间不同，分为三个阶段：

恶露分期	持续时间	颜色	内容物特点
血性恶露	产后 3~4 天	鲜红色	含有大量血液，有小血块，还有少量胎膜和坏死蜕膜组织
浆液恶露	持续 10 天	淡红色	浆液多、血液少，有较多坏死蜕膜组织，还有宫颈黏液、宫腔渗出液和细菌
白色恶露	持续 3 周	黏稠，色泽较白	含有大量白细胞、坏死组织蜕膜、表皮细胞及细菌等

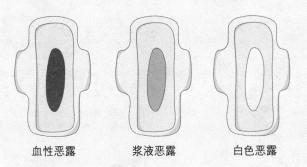

血性恶露　　　　浆液恶露　　　　白色恶露

一、恶露未干净前，需要注意什么呢？

1. 恶露未干净前要注意观察恶露颜色、性状及气味等情况。

2. 保持外阴清洁，避免感染的发生。注意每日进行外阴清洁，大便后清洗外阴。勤更换卫生棉，选取透气性好的卫生棉。

3. 坚持母乳喂养，有利于产后子宫收缩和复旧，促进恶露排出。

4. 产后6周内禁止性生活，适当运动，加强营养，增强身体抵抗力。

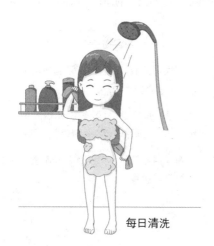

每日清洗

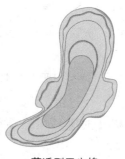

薄透型卫生棉

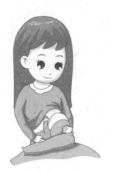

母乳喂养

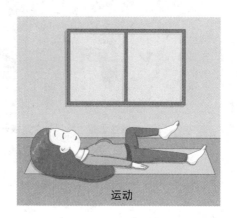

运动

二、产后恶露有异味，清洗外阴后也没有好转，这正常吗？

恶露是产后妈妈身体恢复情况的"晴雨表"，所以要学会自己观察恶露的变化，当发现有下列情况时，要及时到医院就诊：

1. 如果产后子宫复旧不全或宫腔内残留部分胎盘、胎膜或合并感染时，恶露增多，血性恶露持续时间延长并有臭味。

2. 产后未做好外阴清洁，宫腔易受细菌感染，导致恶露发出臭味、下腹痛、发热等。医生会进行相应检查，根据情况给予抗感染治疗，必要时行清宫术。

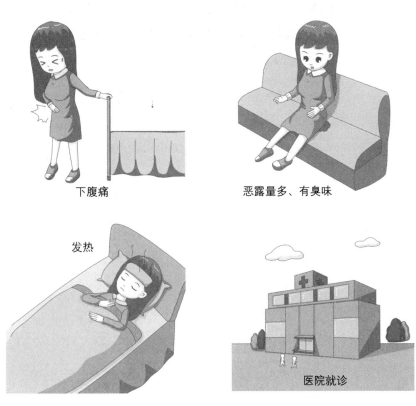

下腹痛

恶露量多、有臭味

发热

医院就诊

异常恶露

1. 恶露在产后开始出现，根据其颜色、内容物及时间的不同分为三个阶段。正常恶露有血腥味，但无臭味，持续 4~6 周。

2. 注意观察恶露颜色、性状及气味等情况。同时保持外阴清洁，避免感染的发生。

3. 当出现恶露增多、有臭味、腹痛、发热等情况时需及时到医院就诊。

（张丽霞）

第二节

产后饮食

——究竟怎么吃才是真营养？

　　小李，25岁，因胎儿臀位行剖宫产术，住院期间饮食一直由医院营养科配送。小李母亲担心其奶水不足、产后虚弱，出院后每天让她喝大量的猪蹄汤、鱼汤，且每餐以肉类为主，蔬菜很少，而且她担心小李消化不良，水果都是用热水泡过才能吃。面对母亲精心准备的食物小李没有了食欲，她对产后饮食充满了疑惑，母亲的这种做法真的正确吗？

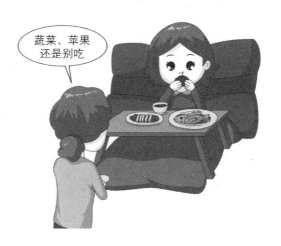

蔬菜、苹果
还是别吃

协和护士 小课堂

产后如何合理饮食才能保证营养配比均衡呢？

泌乳所需要的能量及新生儿生长发育需要的营养物质是通过产妇的饮食摄入来保证的。因此，产妇在产褥期及哺乳期所需要的能量和营养成分较未孕时高。产后每餐应注意食物多样化，每天可以进食 5~6 次，全面均衡地摄入多种营养是关键。产后饮食应以精、杂、稀、软为主要原则，最好做到粗细搭配、荤素搭配、干稀搭配，少食多餐，但不过量。

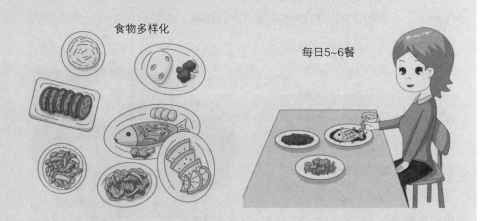

食物多样化

每日5~6餐

一、哺乳期间需要特别补充的食物有哪些？

1. 产后合理增加富含优质蛋白质的食物，如禽类、瘦肉、牛奶、豆腐、鸡蛋、鱼、虾等，有利于伤口愈合和提高乳汁的质量。

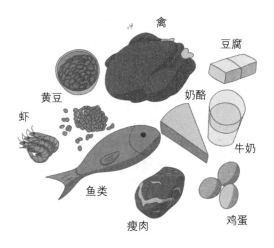

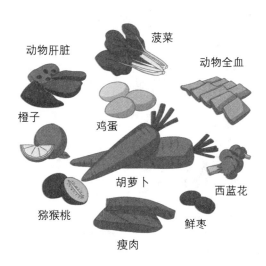

2. 分娩时产妇失血、摄入铁量不足，产后易发生贫血，因此产后应增加摄入含铁丰富的食物，如动物肝脏、动物全血、瘦肉等；黄绿色蔬菜富含铁质和叶酸，而叶酸促进造血，如菠菜、胡萝卜、西蓝花等；搭配富含维生素C的食物，提高对铁的吸收，如鲜枣、猕猴桃、橙子等。

二、月子期间，产妇可以吃蔬菜、水果吗？

蔬菜和水果富含维生素、膳食纤维和矿物质，可以促进胃肠道功能的恢复，增进食欲，预防产后便秘的发生。但是要注意饮食卫生，冰箱内取出的食物不要直接食用，放置常温后再食用即可。

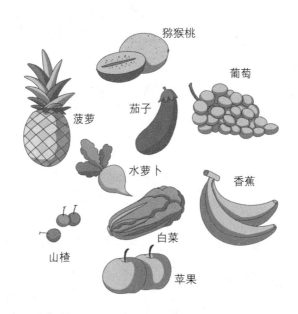

三、产后要合理安排膳食，哪些食物需要谨慎食用呢？

1. 避免食用寒凉、生冷食物。

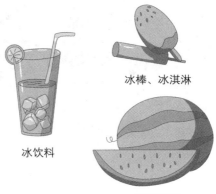

2. 减少食用或避免食用辛辣、刺激性食物。要忌烟酒，避免饮用浓茶和大量咖啡。

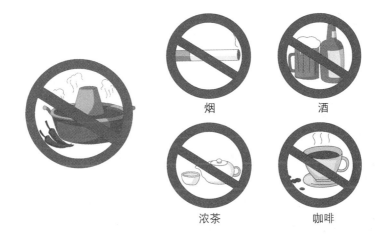

烟　　　　　酒

浓茶　　　　咖啡

1. 产后饮食应全面均衡地摄入多种营养，富含优质蛋白质、维生素和矿物质，最好做到粗细搭配、荤素搭配、干稀搭配，少食多餐，但不过量。

2. 摄入足够的蔬菜和水果，注意饮食卫生。

3. 避免及少食寒凉、生冷、辛辣有刺激性食物。

（张丽霞）

第三节
产后便秘
——难以启齿的烦恼

小李剖宫产术后 8 天，每天都是食用月子会所提供的营养配餐。现在已经连续 3 天没有排过大便，自己感觉有便意但是排不出，因为伤口疼痛又不敢用力排便，小李很痛苦，如何才能排出大便？以前排便都不费力，现在这是怎么了？

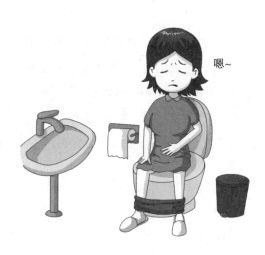

嗯~

协和护士 小课堂

什么是便秘 ❓

便秘表现为排便次数减少、粪便干硬和／或排便困难。排便次数减少指每周排便 <3 次；排便困难包括排便费力、排出困难、排便不尽感、排便费时和需要手法辅助排便。大约 58% 的妈妈都有过产后便秘的经历。

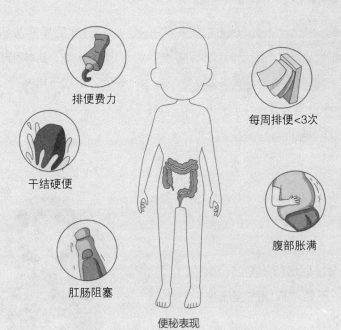

排便费力

每周排便<3次

干结硬便

腹部胀满

肛肠阻塞

便秘表现

一、以前排便不费力，为什么产后会出现便秘呢？

1. 分娩后胎儿对直肠的压迫消失，肠腔反应性扩大，肠内容物容易潴留。

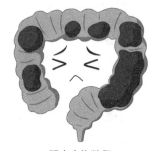

肠内容物潴留

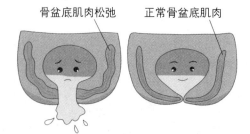

腹肌和盆底肌松弛

2. 产后早期腹肌和盆底肌肌肉松弛，影响肠道平滑肌收缩，不利于排便。

3. 分娩后伤口的疼痛，也使得妈妈不能依靠增加腹压来协助排便。

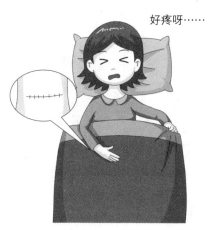

伤口疼

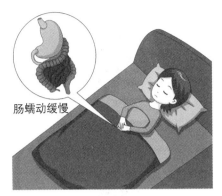

肠蠕动缓慢

活动少

4. 产后卧床休息的时间较多，缺少活动，引起肠蠕动减弱。

5. 产后饮食结构不合理、过于精细，产后哺乳休息不好，情绪紧张、焦虑等都对排便有很大影响。

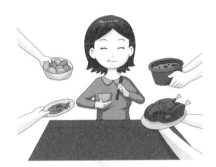

饮食结构不合理

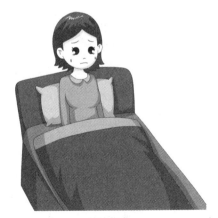

情绪焦虑

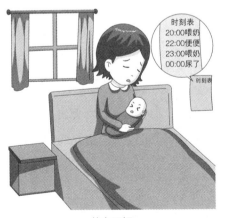

休息不好

时刻表
20:00喂奶
22:00便便
23:00喂奶
00:00尿了

时刻表

二、发生了产后便秘，该怎么办呢？

1. 建立良好、正确的排便习惯。建议妈妈在晨起或餐后 2 小时内尝试排便，因为此时结肠活动最活跃。排便时要集中精力，减少外界因素干扰。

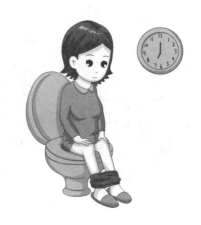

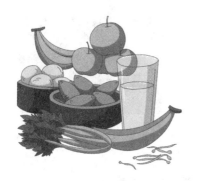

2. 合理的膳食结构。合理的膳食应增加纤维素和水分的摄入，每天摄入膳食纤维 25~35g，如熟透的香蕉、苹果、红薯、芋头都很适合。每天至少饮水 1.5~2L，缓解大便干燥的情况。

3. 适当锻炼，下床活动。坚持每天做产后健身操，可促进腹壁、盆底肌肉张力的恢复；按摩腹部促进肠道蠕动；缩肛运动，对缓解便秘也有效果。

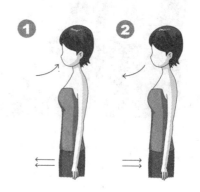

79

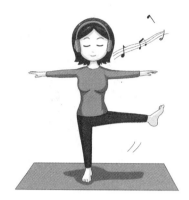

4. 养成良好的生活习惯，作息规律、劳逸结合，保持心情开朗。

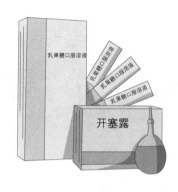

5. 必要时选用安全性好的药物，例如可服用乳果糖，开塞露置肛辅助排便。

1. 如果每周排便少于 3 次，出现排便费力、排出困难、排便不尽感、排便费时和需要手法辅助排便等情况，需警惕便秘的发生。

2. 预防便秘。建立良好、正确的排便习惯；保持合理的膳食结构，多食粗纤维食物、适量饮水；养成良好的生活习惯，适当锻炼；必要时可服用乳果糖，开塞露置肛辅助排便。

（张丽霞）

第四章

协和
护士说

母乳喂养

第一节
母乳喂养技巧
——哺乳"三部曲"

　　小丽作为新手妈妈，母乳充足让她感到很欣慰，但是每次哺乳腰酸背痛，像打了一场仗，而且哺乳后，乳头疼痛，有时乳头还会有裂口，让她每次哺乳都很紧张。她来到了母乳喂养咨询门诊进行咨询。

　　怎么才能做到舒服地哺乳呢？

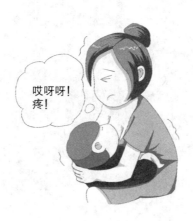

哎呀呀!
疼!

什么原因导致妈妈哺乳后乳头疼痛、腰酸背痛呢❓

妈妈没有掌握正确的哺乳姿势、妈妈和宝宝没有充分的磨合好以及宝宝含接姿势不正确均是导致妈妈哺乳后乳头疼痛、腰酸背痛的主要的原因。

一、正确的哺乳姿势

妈妈在哺乳时应采取舒适的喂奶体位，哺乳时应注意以下要点：

1. 宝宝头部与身体呈一直线。

2. 宝宝面向妈妈的乳房，鼻头对着乳头。

3. 妈妈应抱紧宝宝贴近自己。

4. 宝宝的头部和颈部得到支撑。

5. 妈妈应托住宝宝的臀部。

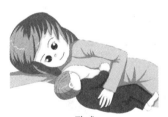

卧式

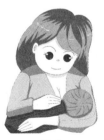

坐式

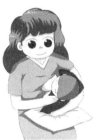

环抱式

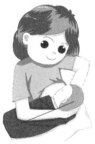

交叉式

常用的四种哺乳姿势

第一节 母乳喂养技巧——哺乳"三部曲"

83

二、哺乳时应"C"字形托起乳房

1. 食指支撑乳房基底部，靠在乳房下的胸壁上；拇指放在乳房的上方，两个手指可以轻压改善乳房形态，使宝宝容易含接。

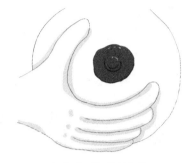

"C"字形托乳的姿势

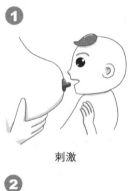

刺激

2. 在开始哺乳前，可用乳头轻触宝宝嘴周，待宝宝嘴张大后，把乳头及乳晕送入宝宝的口内。

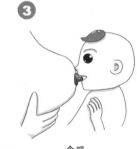

含乳

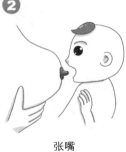

张嘴

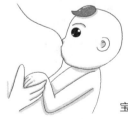

吸吮

宝宝正确含接过程

三、宝宝的正确含接姿势

1. 嘴张得很大。宝宝下颌贴在乳房上，将乳头及大部分乳晕含在口中。

2. 下唇向外翻。宝宝下唇向外翻，宝宝嘴上方的乳晕比下方多。

3. 舌头呈勺状环绕乳晕。

4. 面颊鼓起呈圆形。

5. 宝宝口腔上方可见到更多的乳晕。

6. 宝宝慢而深地吸吮，有时突然暂停。

7. 能看到或听到吞咽。

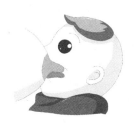

有效衔接的重要原则——宝宝含住的是乳晕，而不是乳头

介绍一种最接近自然的哺乳姿势——半躺式哺乳（生物养育法）

半躺式哺乳，可以很好地帮助存在乳头皲裂和舌系带问题的妈妈和宝宝正确含乳。

方法：妈妈背后放柔软的靠垫，身体和床或沙发成 30°~45°，妈妈全身放松，宝宝趴在妈妈身上，妈妈手臂抱住宝宝的臀部和腰背部，保证宝宝安全。

优点：

1. 对柔嫩的会阴部没有压力。

2. 母亲完全放松，不会肌肉拉伤。

3. 重力帮助含乳更深。

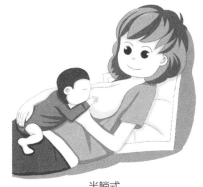

半躺式

敲黑板画重点

1. 舒适的母乳喂养，妈妈掌握正确的哺乳姿势、托乳姿势，以及宝宝正确的含接姿势很重要。

2. 母乳喂养体位没有固定，选择舒适、适合最重要。

3. 半躺式是最接近自然的哺乳姿势，喂奶妈妈应学会。

（李蕊）

第二节
乳头皲裂
——背后的真相

小丽现在已经产后 10 天了，实现纯母乳喂养，小丽十分开心，能够让宝宝吃到足够的母乳，有利于宝宝的生长发育。但是每次宝宝吸奶时间长，乳头都疼痛难忍，每次喂奶像"受刑"，有几次喂完奶后，乳头皲裂、流血，好几天才愈合。这是怎么回事？她来到了母乳喂养咨询门诊进行咨询。

喂奶后乳头上有裂口，这是怎么回事？是因为喂奶时间长吗？

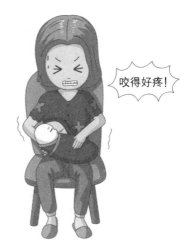

咬得好疼！

协和 护士 小课堂

什么原因导致乳头皲裂

　　母乳喂养姿势或婴儿含接姿势不正确，舌系带过短，念珠菌感染，过度清洁，吸奶器喇叭罩或乳头保护罩过小导致乳头被摩擦和挤压，均可引起乳头皲裂。其中母乳喂养姿势或婴儿含接姿势不正确是导致乳头皲裂的常见原因。

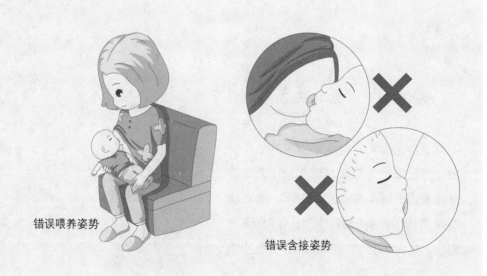

错误喂养姿势

错误含接姿势

一、乳头皲裂主要有哪些症状？

当宝宝吃奶姿势及含接姿势不正确时，妈妈会感觉乳头疼痛，宝宝停止吸吮时，乳头上出现一横条红色印痕。严重时出现乳头皲裂，妈妈感觉乳头针刺样疼痛，哺乳时明显，哺乳结束后疼痛渐缓解，乳头表面有小而浅的裂口。

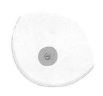

二、乳头皲裂怎么办？

1. 找出原因，及时调整。

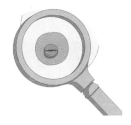

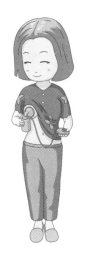

2. 先喂没有伤口或较轻一侧，严重时用吸奶器等哺乳辅助设备移出乳汁喂养。

挤出一些乳汁　　　涂在乳头和乳晕上让它自然干燥

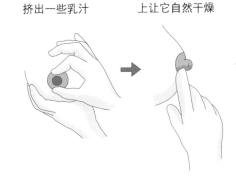

3. 挤少量乳汁涂抹在乳头表面，有利于伤口愈合。乳头暴露于空气中，保持局部自然干燥，避免摩擦。

4. 应用纯天然、无添加剂的羊毛脂护乳霜。涂抹在乳头和乳晕上，帮助皮肤保持内部水分，加速愈合。

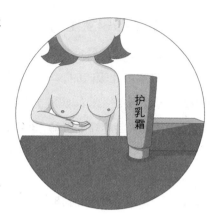

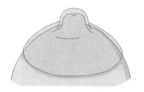

5. 应用乳头保护罩，能够保护伤口，防止衣物对伤口造成摩擦而引起疼痛。

6. 如有感染时，遵医嘱局部使用抗生素。

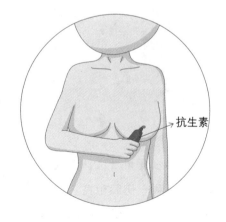

三、如何预防乳头皲裂？

1. 妈妈熟练掌握母乳喂养及宝宝含接的正确姿势。

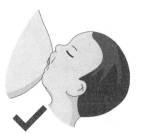 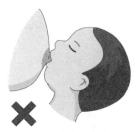

含接乳头及大部分乳晕　　　　只含乳头

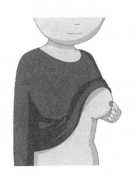

2. 每次喂奶后涂抹乳汁在乳头上，并暴露在空气中1~2分钟。

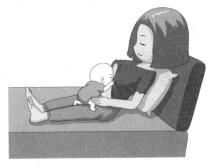

3. 喂奶时采取妈妈放松、宝宝舒适的体位。

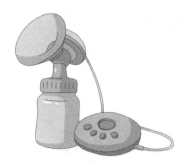

4. 正确使用吸奶器。

1. 乳头皲裂常见的原因是母乳喂养姿势不正确及宝宝含接姿势不正确。

2. 最好的预防方法是母乳喂养时妈妈掌握正确的喂养姿势及宝宝正确的含接姿势。日常护理时，妈妈可以在哺乳后挤少量乳汁涂抹乳头表面；也可涂抹羊毛脂护乳霜在乳头和乳晕上；让乳头暴露于空气中，保持局部自然干燥，避免摩擦。

3. 发生乳头皲裂可以采用半躺式哺乳姿势，可以使宝宝正确含乳，减轻妈妈乳头疼痛。

4. 应用乳头保护罩时，应注意尺寸合适，严格消毒。最好在母乳指导或医护人员评估后使用。

（李蕊）

第三节

母乳储存

——宝宝的"黄金口粮"，你储存对了吗？

故事情境

　　小丽现在已经产后 30 天了，奶量非常好，基本每次喂奶时一侧乳房就能够满足宝宝的需求，另一侧会感到胀满难受。小丽听妈妈群说，把宝宝的余粮挤出，储存在冰箱中，可以供宝宝在妈妈外出时或上班后食用。小丽动心了，也想为宝宝储存些口粮，但是不知道怎么储存。她来到了母乳喂养咨询门诊进行咨询。

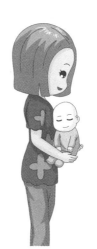
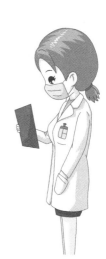

协和护士 小课堂

什么情况下需要存储母乳？

妈妈可能在很多情况下需要保存母乳。例如母乳过多、宝宝生病住院、妈妈外出或上班等，妈妈都需要吸出乳汁为宝宝储存口粮。

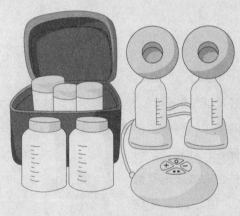

吸奶及储奶容器

一、存储母奶容器的选择

母乳储存最好的容器是干净的玻璃瓶和塑料瓶，以及专用储奶袋。玻璃瓶和塑料瓶不适合冷冻，并且玻璃易碎，冷藏比较方便实用；冷冻应使用专用储奶袋。塑料应使用聚丙烯、聚醚砜树脂、聚苯砜等安全材料。

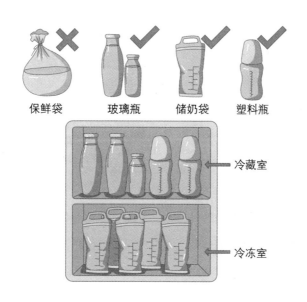

保鲜袋　　玻璃瓶　　储奶袋　　塑料瓶

冷藏室

冷冻室

二、母乳储存方法

1. 家用冰箱使用单独一层储存母乳，避免污染。如有条件，选择单独的小冰柜。母乳应放在冰箱后部储存，避免冰箱门频繁打开，破坏温度的恒定性。

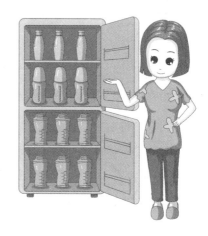

2. 收集母乳后，储存容器需要密封瓶口，防止乳汁溢出，并标记收集日期及时间。

注意密封　　　　标清储存日期

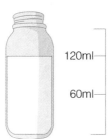

120ml

60ml

3. 储奶袋一次存量 60~120ml 比较合理。少量储存避免浪费，且符合宝宝的胃容量。

4. 不要将新鲜挤出的乳汁加入冷藏或者冷冻的乳汁中。

新鲜乳汁

冷藏或冷冻乳汁

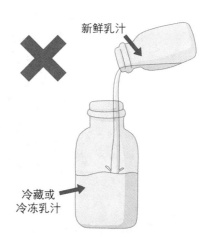

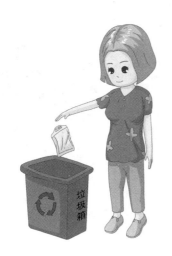

5. 储奶袋一次性使用，不可反复使用；储奶袋需直立放置。

三、储存母乳的温度及时间

母乳在不同条件下保存时间不同：

1. <25℃室温下可保存6~8小时。

2. 家用冰箱冷藏室（4℃以下）可保存 24 小时。

3. 家用冰箱冷冻室或冰柜（-18℃以下）可保存 3~6 个月。

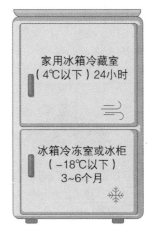

储奶条件

四、储存母乳的使用方法

1. 解冻母乳时，可在前一天晚上将母乳从冷冻室放到冷藏室里。

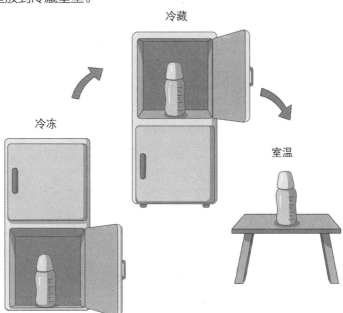

冷藏

冷冻

室温

2. 解冻后的母乳如果没有加热，可在冰箱内冷藏不超过 24 小时。

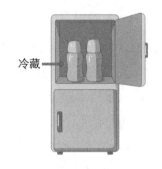

冷藏

正确温奶方法

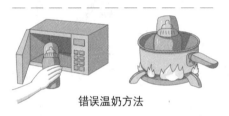

错误温奶方法

3. 使用前在 38~40℃ 温水中或温奶器中加温，持续加热应超过 20 分钟。禁止使用微波炉或煮沸的方法进行加热。

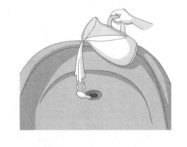

4. 加热后的母乳 2 小时内需喝掉或者丢弃。

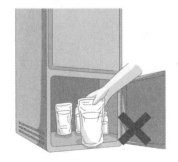

5. 完全解冻后的母乳不建议再次冷冻。

1. 储奶袋一次存量在 60~120ml 比较合理。

2. 应按照母乳收集时间的先后顺序使用。

3. 禁止使用微波炉或煮沸加热。

4. 不要反复加热，如加热后没有吃完则丢弃。

（李蕊）

第四节
哺乳期用药
——远离用药"雷区",你需要知道的药物"L"分级

最近天气热,小丽吹空调着凉、咳嗽,她听说在哺乳期吃药会通过乳汁影响到宝宝,家里人也劝她多喝水、多休息,忍几天就好了,但是病情越来越严重。为了安全,她到医院进行咨询,哺乳期是否可以吃药?

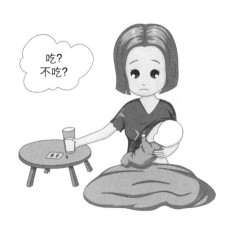

吃?
不吃?

协和护士小课堂

哺乳期如何安全用药？

哺乳期用药应采取十分审慎的态度。哺乳期的用药需咨询专业的医务人员，使用哺乳期安全药物替代，不可自行随意服药。

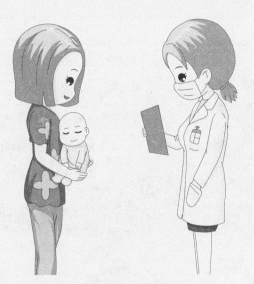

哺乳期用药需咨询医务人员

一、哺乳期药物安全等级的意义

药物分级	安全性	使用指导建议
L1 类药物	最安全	对宝宝没有影响
L2 类药物	较安全	有危险性的证据很少
L3 类药物	中等安全	有很轻微的非致命性副作用,需权衡对宝宝的利大于弊后方可使用
L4 类药物	可能危险	这两类药物风险很高,哺乳妈妈不要服用
L5 类药物	禁忌	

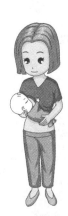

药物分级	安全性	使用指导建议
L1	最安全	对宝宝没有影响
L2	较安全	有危险性的证据很少
L3	中等安全	有很轻微的非致命性副作用,需权衡对宝宝的利大于弊后方可使用
L4	可能危险	这两类药物风险很高,哺乳妈妈不要服用
L5	禁忌	

若选择L1类或L2类药物,妈妈可以持续母乳喂养。

L3类药物权衡利弊可以喂

若使用L4~L5类药物,应暂停母乳喂养。

哺乳期药物安全等级的意义

二、哺乳期用药的原则有哪些？

1. 乳母应在医生指导下用药，有严格的用药指征。

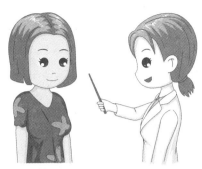

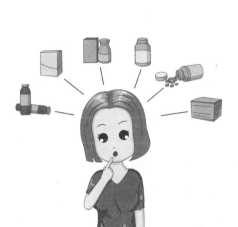

2. 选用 L1 和 L2 级别药物，L3 级别药物需权衡利弊后使用。

3. 用药时间选择在哺乳刚结束后，并尽可能与下次哺乳间隔 4 小时以上，或者根据药物半衰期来调整哺乳间隔时间。

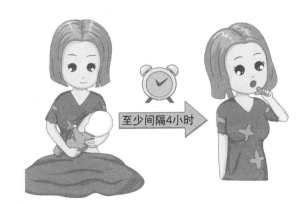

至少间隔4小时

4. 用药时间长或剂量大，可能造成不良影响的，需要监测乳儿血药浓度。

监测乳儿血药浓度

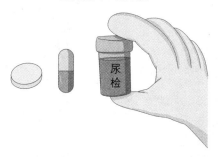

5. 乳母必须用药但又缺乏相关的安全证据时，建议暂停母乳。

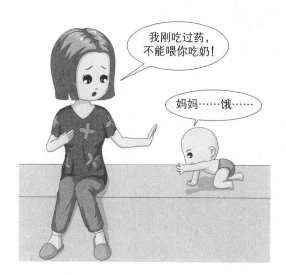

1. 哺乳期用药应采取十分审慎的态度，既不能随意用药，但也不能生病不吃药。

2. 哺乳期用药需咨询专业的医务人员，不可自行随意服药。

3. 选用 L1 和 L2 级别用药最安全。

4. 哺乳期必须用药但又缺乏相关的安全证据时，建议暂停母乳。

（李蕊）

第五章

妇科常见疾病

第一节
阴道炎
——洁身自好的未婚女性怎么也会得病呢？

**故事
情境**

30 岁的王女士是一名公司白领，正值事业上升期，近期经常熬夜，工作劳累。最近发现阴道分泌物增多，呈豆渣样，外阴瘙痒发红，影响正常工作、生活，于是来门诊就诊，可见其外阴有明显抓痕，检查后确诊为真菌性阴道炎。

"咦？我还没有男朋友，平时洁身自好，很注意个人卫生，为什么会得这种病呢？"

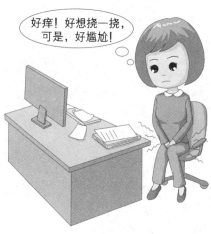

协和护士小课堂

什么是阴道炎？

阴道炎是妇科最常见疾病，多由病原体感染引起，主要表现为阴道分泌物异常、外阴瘙痒、灼痛等。常见的阴道炎有滴虫性阴道炎、真菌性阴道炎、细菌性阴道炎和老年性阴道炎。

每个女人一生中都会遇到那么几次"难言之隐"。

一、什么原因导致阴道炎的发生？

健康女性的阴道内有益生菌等微生物定植，因此对病原体入侵有自然防御功能。当自然防御功能遭到破坏时，病原体入侵，便会导致阴道炎症。

1. 感染性因素　90%以上的感染由细菌、假丝酵母菌和阴道毛滴虫引起。

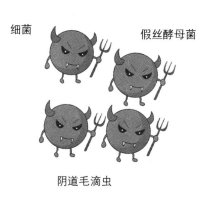

细菌　　　假丝酵母菌

阴道毛滴虫

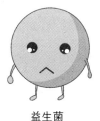

益生菌

2. 非感染性因素　老年性阴道炎（雌激素水平降低）和异物（如留置的卫生棉条）等。

3. 诱发因素　抗生素等药物，压力应激，妊娠、患有糖尿病或妊娠期糖尿病，性活动频繁、多个性伴侣等。

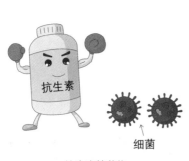

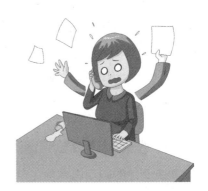

抗生素等药物

压力应激

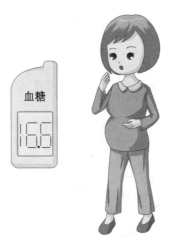

妊娠、患有糖尿病或妊娠糖尿病

二、阴道炎常见症状有哪些？

阴道炎女性主要会有以下一种或多种症状：

1. 阴道分泌物的量、颜色或气味改变。

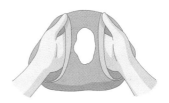

真菌性阴道炎的分泌物通常呈凝乳状或豆腐渣样

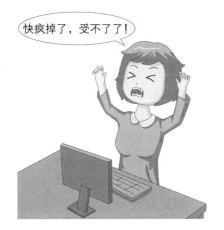

快疯掉了，受不了了！

2. 外阴瘙痒。

3. 外阴阴道发红、烧灼感或刺激感。

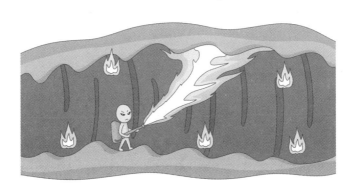

4. 性交痛。

5. 排尿刺激痛等
（累及尿道时）。

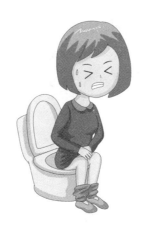

三、得了阴道炎需要怎么办呢？

出现阴道炎症状应立即到医院就诊。医生会将一根棉签伸入阴道采集阴道液体，并在显微镜下观察，寻找病原体明确阴道炎类型。不同病因的阴道感染需用不同的药物治疗。

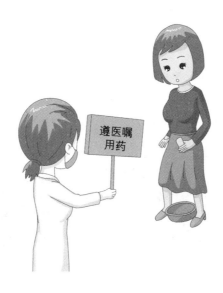

遵医嘱
用药

患滴虫性阴道炎的女性，爱人也要同时接受治疗。

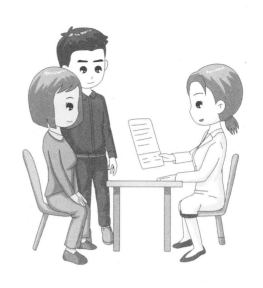

四、如何预防阴道炎的发生？

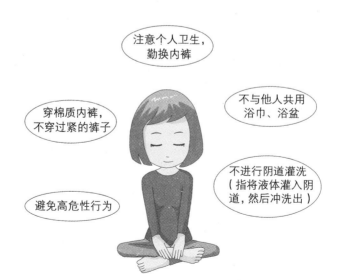

注意个人卫生，勤换内裤

穿棉质内裤，不穿过紧的裤子

不与他人共用浴巾、浴盆

不进行阴道灌洗（指将液体灌入阴道，然后冲洗出）

避免高危性行为

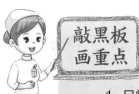

1. 日常生活中要做好预防,增强体质,避免病原体入侵。

2. 出现阴道炎症状立即到医院就诊，不要因为不好意思而耽误了治疗。

（李依霖）

第二节
子宫肌瘤
——与瘤共存还是一切了之？

**故事
情境**

48 岁的王女士体检后发现自己"肚子"里多了一个"小东西"——子宫肌瘤。"瘤"这个字让王女士一下子就慌了，也不知是恶性还是良性的？还听说有人因为这个病把整个子宫都切掉了……

子宫肌瘤是什么？得了子宫肌瘤有什么危害呢？需要手术切除吗？

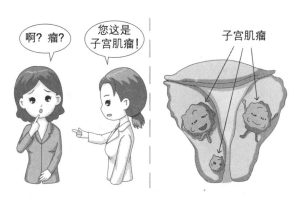

啊？瘤？

您这是
子宫肌瘤！

子宫肌瘤

协和护士 小课堂

什么是子宫肌瘤？

子宫肌瘤是女性生殖系统最常见的良性肿瘤之一。常见于 30~50 岁妇女，20 岁以下少见。平均每 5 位女性里，就有 1 位有子宫肌瘤。

别慌！子宫肌瘤恶变的概率非常小，约 0.4%~0.8%。

根据部位不同可分为肌壁间肌瘤、黏膜下肌瘤、浆膜下肌瘤、宫颈肌瘤等。

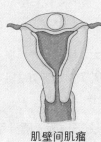
肌壁间肌瘤

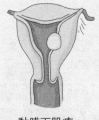
黏膜下肌瘤

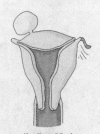
浆膜下肌瘤

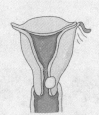
子宫颈肌瘤

一、什么原因导致子宫肌瘤的发生？

目前，子宫肌瘤的确切病因还不清楚，在青春期前少见，绝经后萎缩或消退，一般在生育期多发。可能与女性性激素有关，也有一定的遗传因素。

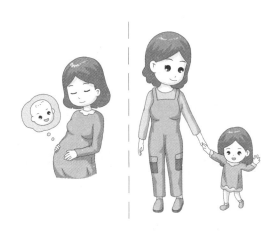

二、子宫肌瘤常见症状有哪些？

1. 月经量增多、经期延长。

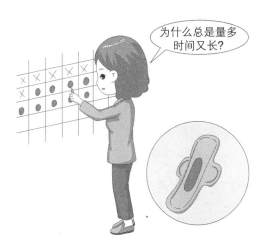

小腹痛，腰酸背痛

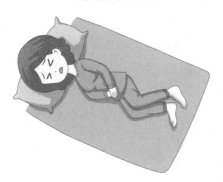

2. 腰酸背痛、小腹痛。

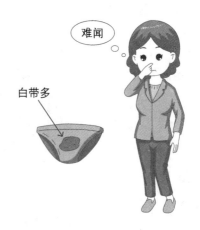

3. 白带增多，伴有异味。

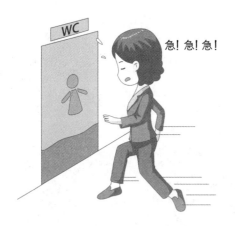

4. 肌瘤压迫膀胱引起尿频、尿急等。

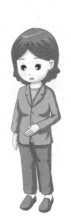

5. 腹部包块。

三、得了子宫肌瘤需要怎么办呢？

1. 出现以下情况可先观察：

平时没什么异常症状，而且肌瘤体积不大（直径 <5cm），可以暂时不治疗，继续观察。

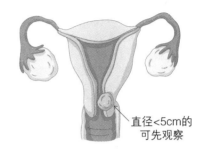

直径<5cm的可先观察

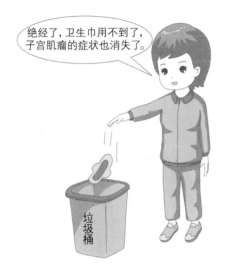

绝经了，卫生巾用不到了，子宫肌瘤的症状也消失了。

接近绝经期的患者，绝经后肌瘤多可萎缩，症状也会消失，无需手术。但需要每 3~6 个月做一次彩超检查，若出现症状可考虑进一步治疗。

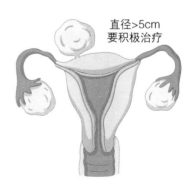

直径>5cm要积极治疗

2. 这些情况需要积极治疗：

（1）子宫肌瘤直径超过 5cm。

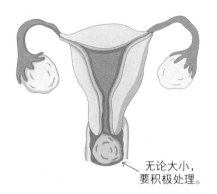

（2）位置特殊的子宫肌瘤：如子宫颈肌瘤，无论大小都应积极处理。

← 无论大小，
要积极处理。

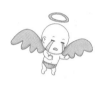

宝宝，对不起

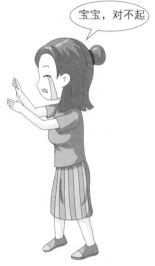

（3）能确定肌瘤是不孕或反复流产的唯一原因时。

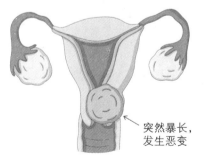

← 突然暴长，
发生恶变

（4）短时间内子宫肌瘤生长速度较快或检查发现子宫肌瘤存在恶变的征兆。

（5）40岁以上无生育要求的女性，如果子宫肌瘤过大、过多，可能需要切除子宫，考虑病情同时也遵循本人意愿。

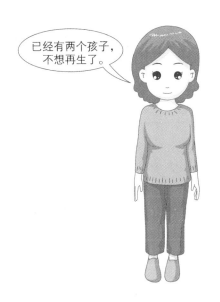

已经有两个孩子，不想再生了。

四、如何预防子宫肌瘤的发生？

1. 定期体检　每年定期体检，发现子宫肌瘤后，要留意身体状况，如果出现月经过多、白带异常等情况，要及时去医院检查。

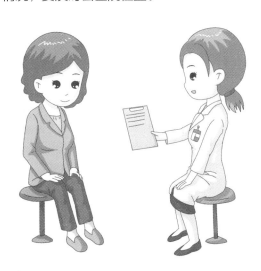

2. 均衡饮食　少吃高脂食物，多吃蔬果，多喝水，忌食辛辣，忌烟酒类等。

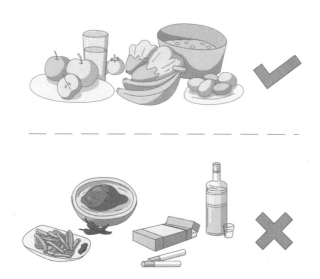

3. 放松心情　保持心情愉悦，也是预防子宫肌瘤非常重要的一点。

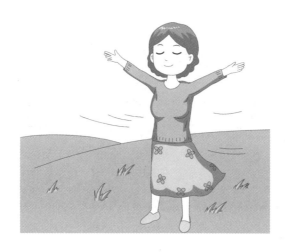

4. 不吃保健品　不乱吃保健品，尤其是激素类保健品。

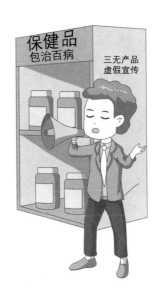

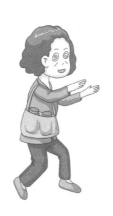

1. 保持良好心态，定期体检及时发现子宫肌瘤。

2. 发现肌瘤后需重视但不必过度担忧而影响正常生活。

（秦培培）

第三节

卵巢囊肿

——卵巢上长了个"包"，会影响怀孕吗？

刘女士，27岁，去年公司职工体检，做 B 超发现右侧卵巢囊肿，没有明显不适。后来定期复查，发现包块逐渐增大，鸡蛋大小变成了苹果大小，稍感腹胀，偶尔有下腹痛和腰痛，医生诊断为：右侧卵巢巧克力囊肿，建议住院手术治疗。

"啊！我的卵巢怎么了？不会是恶性肿瘤吧？会影响怀孕吗？"

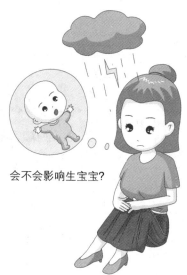

会不会影响生宝宝？

协和护士小课堂

什么是卵巢囊肿？

卵巢囊肿是形成于卵巢表面或内部的含液小囊，属于女性生殖器常见肿瘤，几乎所有年龄段的女性都有可能发生。卵巢有 2 个，位于腹部两侧，月经期的女性，卵巢大约每月释放 1 个卵子。

卵巢囊肿有生理性和病理性之分，可造成腹部疼痛或压迫感，也可能没有症状。许多患者担心是恶性的，但大多数为良性。

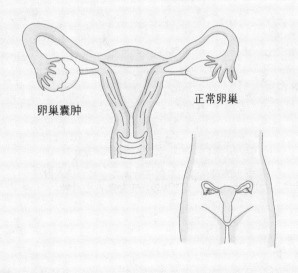

卵巢囊肿　　　　　　　　正常卵巢

125

一、什么原因导致卵巢囊肿的发生？

病因和诱因多种多样，常见因素包括以下几种：

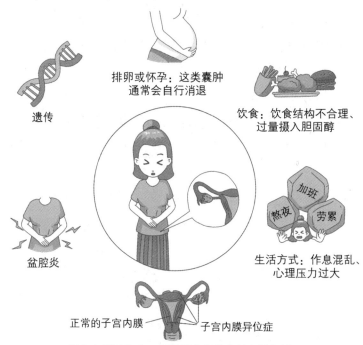

遗传

排卵或怀孕：这类囊肿通常会自行消退

饮食：饮食结构不合理、过量摄入胆固醇

加班 熬夜 劳累

生活方式：作息混乱、心理压力过大

盆腔炎

正常的子宫内膜　子宫内膜异位症

子宫内膜异位症：是指子宫内膜生长在子宫以外的部位，也可导致卵巢表面形成囊肿

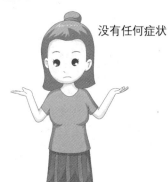

没有任何症状

二、卵巢囊肿常见症状有哪些？

许多女性没有明显症状。

部分女性有下腹部一侧的疼痛或压迫感，可反复发作。

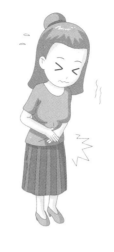

当卵巢囊肿破裂或者扭转时，下腹部一侧会剧烈疼痛且不消退，可能伴有恶心、呕吐，或阴道少量出血，需立即到医院就诊。

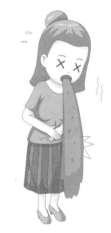

三、得了卵巢囊肿需要怎么办呢？

具体治疗措施取决于病因和症状，因此应到妇科门诊就诊，听取医生建议。常见的治疗包括：

1. 观察 按照医生建议定期复查 B 超。囊肿可能不变化，也可能变小甚至消退，此时，一般不需要任何治疗措施。

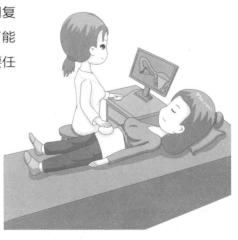

2. 口服避孕药 可阻断
某些类型的新发囊肿形成。

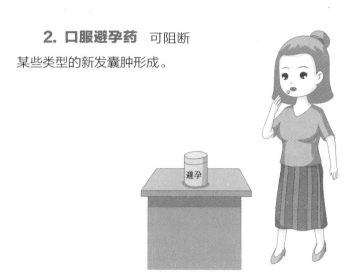

3. 手术摘除囊肿或整个卵巢 如果有生育计划，一定告诉医生，
即使切除一侧卵巢，通常也能够怀孕。

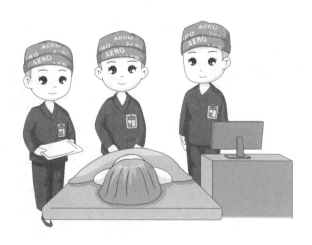

四、如何预防卵巢囊肿的发生？

该疾病由多种因素导致，因此无法从根源上预防，但以下几点有助于减少其发生：

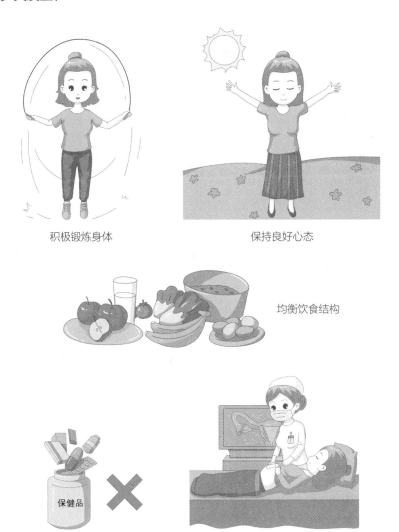

积极锻炼身体

保持良好心态

均衡饮食结构

不滥用药物及保健品

定期体检

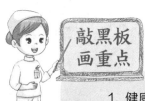

敲黑板
画重点

　　1. 健康的生活方式和定期体检是预防卵巢囊肿的重要方式。

　　2. 即使手术切除了一侧卵巢，大多数女性依旧能够怀孕。

（李依霖）

第四节
异位妊娠
——"受精宝宝"安错了家怎么办？

故事情境

32 岁的倩倩，已经确诊怀孕 7 周了，还没来得及高兴，就出现了不规则的阴道流血，时不时还有下腹隐痛。医院就诊 B 超报告提示宫腔内未见妊娠囊，左附件区见一囊性包块。

为什么子宫里没有见到孕宝宝？接下来该怎么办呢？

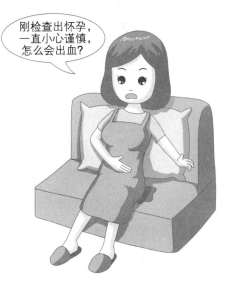

刚检查出怀孕，一直小心谨慎，怎么会出血？

协和护士小课堂

什么是异位妊娠？

正常妊娠时，受精卵着床在子宫体腔内膜上，如果在子宫体外的地方着床发育称为异位妊娠，又称宫外孕。包括输卵管妊娠、卵巢妊娠、腹腔妊娠、宫颈妊娠等，其中输卵管妊娠最为常见。B超检查是诊断异位妊娠的主要方法之一。血清 β-HCG 值是监测病情发展的重要指标。

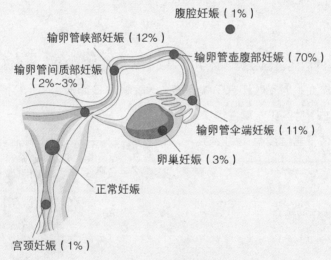

腹腔妊娠（1%）

输卵管峡部妊娠（12%）

输卵管壶腹部妊娠（70%）

输卵管间质部妊娠（2%~3%）

输卵管伞端妊娠（11%）

卵巢妊娠（3%）

正常妊娠

宫颈妊娠（1%）

子宫体腔才是受精宝宝的家

一、什么原因导致异位妊娠的发生？

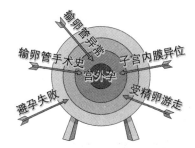

输卵管发育不良或畸形、急慢性输卵管炎症等问题使得输卵管不利于运行，难以把受精卵运送至宫腔，最终导致宫外孕。

糟糕，路堵了，过不去了。

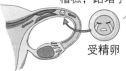

受精卵

二、异位妊娠常见症状有哪些？

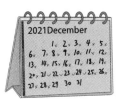

宫外孕者会在孕6~8周出现阴道出血和腹痛。

下腹隐痛，妊娠破裂时腹痛加剧，可有撕裂样持续疼痛感

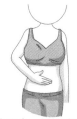

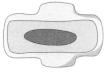

少量阴道出血

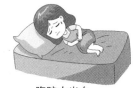

腹腔内出血

三、得了异位妊娠需要怎么办呢?

1. 保守治疗 腹腔无活动出血,血清 β-HCG 值不高可选用甲氨蝶呤(MTX)进行药物保守治疗,必要时手术治疗。

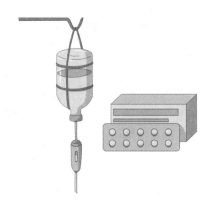

2. 手术治疗 出现腹痛持续加重,血清 β-HCG 值较高,盆腔内包块大于 3cm 时,可选择手术治疗。

输卵管妊娠可在腹腔镜下
进行输卵管开窗取胚术诊治。

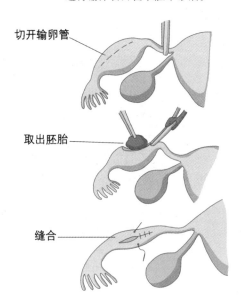

切开输卵管

取出胚胎

缝合

四、如何预防异位妊娠的发生？

1. 注意孕前检查，治愈妇科疾病后再怀孕，尤其是既往有输卵管问题者。

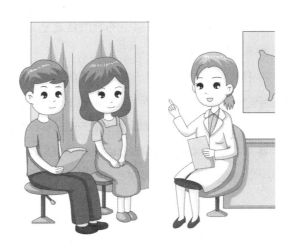

2. 暂无生育打算的女性需做好避孕工作，避免多次人工流产伤害生殖系统，增加异位妊娠的风险。

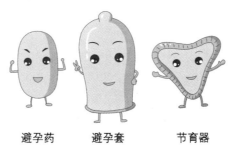

避孕药　　避孕套　　节育器

如无生育打算，做好避孕工作

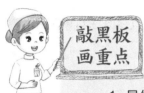

1. 异位妊娠是妇产科常见的急腹症之一。临床类型多种，发病率逐年增加。

2. 停经后不规则阴道出血、伴腹痛是其主要症状，有性生活的育龄女性，若出现相似症状应首先排除异位妊娠。

3. 治疗包括以甲氨蝶呤为主的药物治疗和手术治疗，有生育要求的妇女可在病情允许的情况下选择保守治疗，必要时需行妊娠部位组织或子宫切除。

（杨长捷）

第五节
子宫内膜异位症
——女性难忍之痛

**故事
情境**

　　29 岁的王女士从青春期开始便会痛经。最近两年，持续痛经时间变长，程度逐渐加重，有时非经期也有症状，与丈夫同房更是"痛"不堪言。前去就医，进行 B 超等相关检查后，初步诊断为子宫内膜异位症。

　　子宫内膜异位症为什么会引起痛经？如何治疗呢？

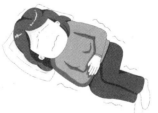

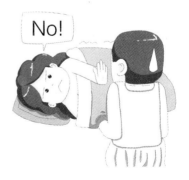

什么是子宫内膜异位症？

　　子宫内膜异位症是妇科最常见的疾病之一，指具有功能的子宫内膜细胞出现在子宫腔以外的其他部位，如卵巢、输卵管、骨盆、下腹腔或远离子宫的部位等。

　　子宫内膜本应听从激素的"指挥安排"，每月脱落一次，随着经血由宫颈和阴道排出体外，但脱落的子宫内膜失去控制，它们逆行而上，顺着输卵管到达腹腔、卵巢、直肠，甚至是远处的肺部、胸膜、头面部（鼻部、脑部等），在不该出现的部位"生根发芽、安营扎寨"。

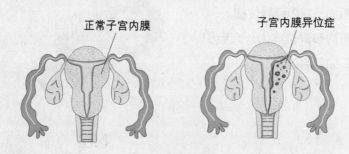

正常子宫内膜　　　　　　　　子宫内膜异位症

一、什么原因导致子宫内膜异位症的发生？

该病病因较复杂，可能与以下因素有关：

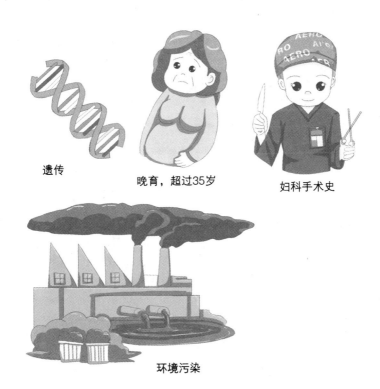

遗传

晚育，超过35岁

妇科手术史

环境污染

二、子宫内膜异位症常见症状有哪些？

1. 最常见的症状是日渐严重的痛经。研究表明，70%~80% 的异位症患者会出现盆腔疼痛，包括痛经、性交痛和肛门坠痛等，也可能会伴有月经异常。

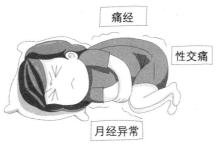

2. 如果内膜细胞"跑到"了其他的特殊部位（如肠道、膀胱、输卵管、肾脏、输尿管、肺、鼻、脑等），可能会导致相应部位的出血或其他异常情况。

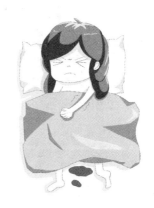

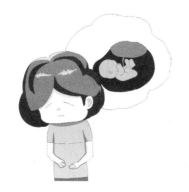

3. 由于子宫内膜异位症多发于育龄妇女，所以大家比较关注疾病对于妊娠的影响。研究指出 40%~50% 的患者会导致不孕的情况发生。

三、得了子宫内膜异位症需要怎么办呢？

不同年龄、不同症状、不同生育要求的患者治疗方案不同，常见的处理办法主要包括：

1. 一般轻微的痛经症状可服用止痛药，或接受激素治疗。

2. 药物治疗无效的患者考虑手术治疗。

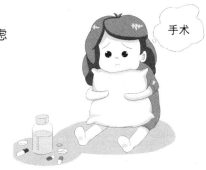

3. 有怀孕计划的，可辅助生殖。

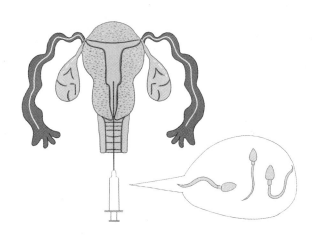

四、如何预防子宫内膜异位症的发生？

目前暂无有效预防该疾病的方法。延误诊断、延误救治的情况时有发生，甚至破坏了很多女性的生育能力，因此需要非常重视痛经，如果有进行性加重的痛经，必须及时去看妇科医生。

除了必要的问诊外，医生常常会开具的检查项目包括：

- B超检查，有助于医生确定内膜细胞的位置。
- 腹腔镜检查，是确诊子宫内膜异位症的金标准。
- 血生化检查，也可以进行辅助诊断。

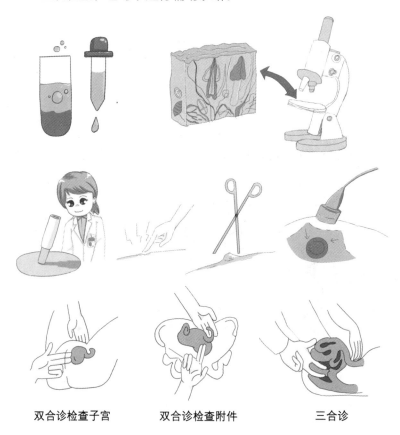

双合诊检查子宫　　　双合诊检查附件　　　三合诊

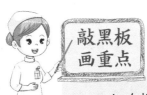

1. 女性尤其是年轻女性需要重视痛经问题，有症状及时去看妇科医生。

2. 患病不可怕，应及时遵医嘱进行科学与个体化治疗。

3. 坚持长期随访，合理安排自己的生育计划，预防复发。

（秦培培）

第六节
压力性尿失禁
——不能说的秘密

　　50 岁的张阿姨，20 年前生完孩子后偶尔出现漏尿的情况，一直羞于启齿，没有去医院看病。近半年情况加重了，打喷嚏、咳嗽、跳跃时会不自主地漏尿，甚至公众场所也会漏尿，有次乘坐公交车，车子一颠，尿便不受控制地漏了出来，非常尴尬。张阿姨很苦恼，近期来到医院看病，经过妇科医生检查，诊断为压力性尿失禁，让张阿姨回家锻炼盆底肌，3 个月后再来复查。

　　为什么会发生尿失禁？盆底肌怎么锻炼呢？

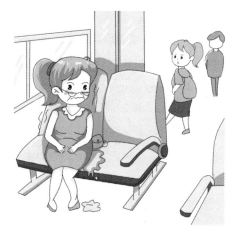

公众场合漏尿的尴尬

协和护士小课堂

什么是压力性尿失禁？

尿失禁分为压力性尿失禁、急迫性尿失禁、混合性尿失禁，其中压力性尿失禁最常见。

压力性尿失禁是指腹压增高时出现不自主的尿液流出。中国成年女性压力性尿失禁的患病率高达 18.9%，50~59 岁年龄段女性的患病率最高，为 28%。

一、什么原因导致压力性尿失禁的发生？

导致压力性尿失禁的原因有：妊娠与分娩、年龄与生活方式、盆腔疾病与全身疾病。

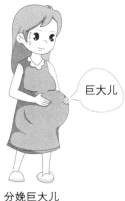

高龄?!!

生育年龄过大

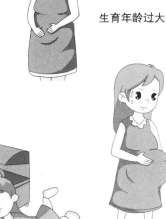

巨大儿

多次妊娠

分娩巨大儿

妊娠与分娩

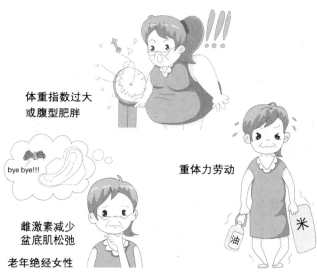

体重指数过大
或腹型肥胖

重体力劳动

bye bye!!!

雌激素减少
盆底肌松弛

老年绝经女性

年龄与生活方式

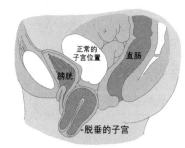

正常的
子宫位置

直肠

膀胱

脱垂的子宫

盆腔脏器脱垂

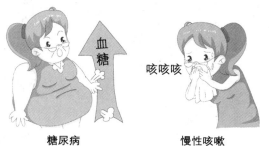

血糖

咳咳咳

糖尿病

慢性咳嗽

盆腔疾病与全身疾病

二、压力性尿失禁常见症状有哪些？

主要表现为进行咳嗽、大笑、打喷嚏、快步走、提重物等能引起腹压增加的动作时，尿液不自主地流出。可以根据主观症状进行疾病分度：

轻度尿失禁：咳嗽、打喷嚏、大笑时漏尿。

中度尿失禁：行走、上楼梯时出现漏尿。

重度尿失禁：站立时发生漏尿。

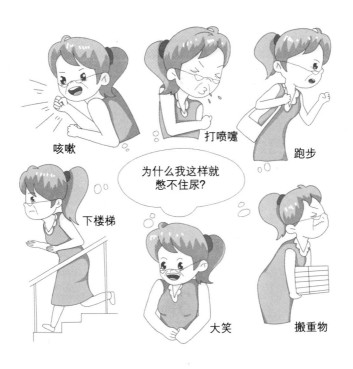

咳嗽

打喷嚏

跑步

下楼梯

为什么我这样就憋不住尿？

大笑

搬重物

三、得了压力性尿失禁需要怎么办呢？

得了尿失禁不要过于害怕、担心，早发现、早治疗，治疗方法包括：非手术治疗和手术治疗。

非手术治疗适用于轻、中度患者，也是手术治疗前后的辅助治疗，包括功能性电刺激治疗、生物反馈治疗、药物治疗，以及目前高度推荐的盆底肌肉锻炼，也称为凯格尔运动，可以平躺、坐在椅子上或站立时练习。

凯格尔运动：每天3次，每次15~30分钟，或每天150~200次收缩动作。

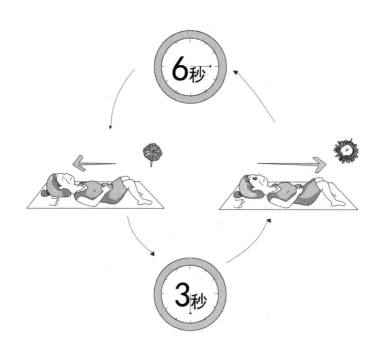

四、如何预防压力性尿失禁的发生？

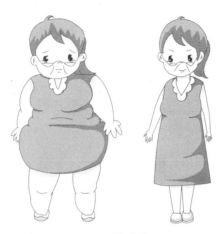

减轻体重

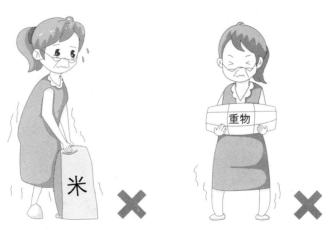

避免提拎和搬动重物

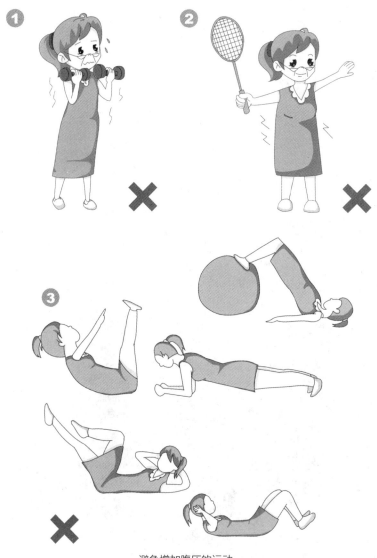

避免增加腹压的运动

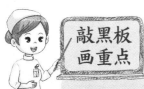

1. 压力性尿失禁的治疗方法较多，联合治疗的效果优于单一治疗。

2. 重在"早预防、早发现、早诊断、早治疗、早康复"。

3. 养成良好的生活习惯，戒烟、减肥、避免强体力劳动。

4. 加强盆底肌训练等，科学有效地预防压力性尿失禁的发生。

（杨晓平　范国荣）

第六章

妇科肿瘤疾病

第一节
卵巢癌
——沉默的"杀手"

50 岁的黄大姐半年前出现腹痛、腹胀、夜间盗汗等症状，自以为是更年期来了，没有过多重视，近日黄大姐不适症状加重，肚子也一天比一天大了，她开始担心了，到医院做了详尽的检查，检查结果诊断为卵巢癌。

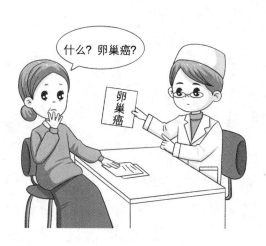

协和护士 小课堂

什么是卵巢癌？

卵巢是女性体内深部的生殖器官，它很小，但却是肿瘤的好发部位。卵巢的肿瘤细胞常由上皮细胞发展而来，当正常的上皮细胞发生致病性基因突变时，细胞会不受控制地增殖，从而导致肿瘤的形成。

卵巢癌是一个沉默的"杀手"，因其早期无明显症状，一旦发现往往已经是晚期，而晚期卵巢癌治疗效果不佳，因此卵巢癌的死亡率居妇科恶性肿瘤之首，是当今对妇女健康和生命威胁最大的肿瘤。

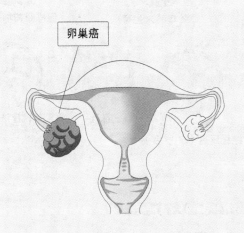

卵巢癌

第一节 卵巢癌——沉默的"杀手"

一、 什么原因导致卵巢癌的发生？

卵巢癌的病因尚不明确，可能与生殖、内分泌、高胆固醇饮食、吸烟等多种因素有关。此外，卵巢癌有一定的家族遗传倾向，约 20%~25% 的卵巢癌患者有家族史。此病可发生于任何年龄，但发病率随着年龄的增长而增加，多发于 50~70 岁女性。

卵巢癌病因

近亲曾罹患卵巢癌或乳腺癌

适龄年龄未生育

促排卵药物的应用

高胆固醇饮食

初潮过早（12岁前）或绝经延迟（50岁后）

抽烟

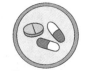

激素替代疗法（使用雌激素或孕素联合超过5年）

二、卵巢癌常见症状有哪些？

1. 月经异常　约有 50% 的卵巢癌患者出现过月经量少、闭经、月经周期紊乱或阴道不规则出血的情况。

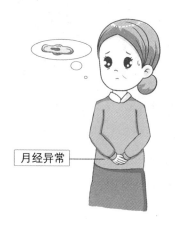

月经异常

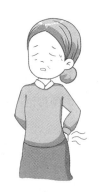

2. 腹痛、腰痛　肿瘤增大向周围组织浸润或压迫神经时，可引起腰部和腹部的不适感。

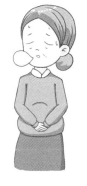

3. 腹胀、腹围增大　由于肿瘤生长迅速，短期内可有腹胀、腹部肿块及腹水的出现。

4. 不明原因胃肠道不适　出现不明原因食欲减退、消化不良等症状，要考虑进行妇科检查，以排除由于卵巢肿瘤压迫内脏器官而引起胃肠道不适的风险。

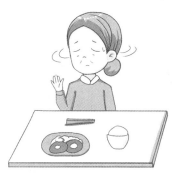

5. 不明原因消瘦　晚期患者由于肿瘤的消耗会出现消瘦、虚弱等恶病质现象。

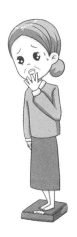

三、得了卵巢癌需要怎么办呢？

被诊断为卵巢癌之后，要遵从医嘱积极进行个体化的治疗，手术治疗为主，辅以化疗、放疗、靶向治疗、免疫治疗等综合治疗方案。

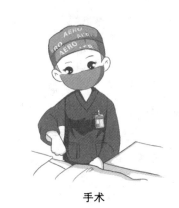

手术

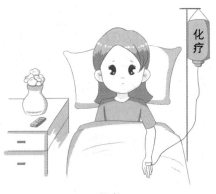

化疗

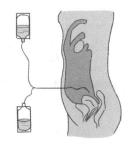

腹腔化疗

四、如何预防卵巢癌的发生？

目前没有特效方法可以预防卵巢癌，但以下措施可以降低卵巢癌发生风险：

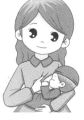

哺乳

1. 适龄生育及哺乳 女性 25~30 岁为最佳婚育年龄。

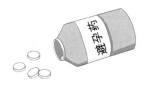

2. 口服避孕药 推荐 BRCA1/2（乳腺癌 1/2 号基因）携带者应用。

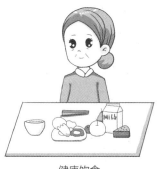

健康饮食

3. 健康饮食 避免高胆固醇、高脂饮食。

4. 预防性切除输卵管及卵巢 BRCA 基因突变者可考虑预防性切除手术。

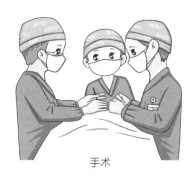

手术

5. 定期体检　成年女性建议每年进行一次妇科体检。

6. 戒烟　不吸烟及不吸二手烟。

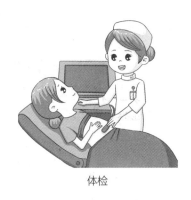

体检

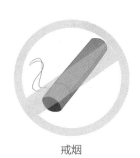

戒烟

7. 锻炼身体　坚持锻炼身体，增强机体抵抗力。

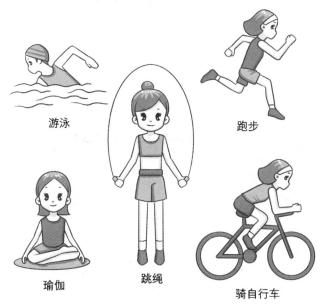

游泳

跑步

瑜伽

跳绳

骑自行车

合理运动

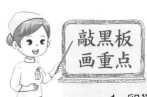

1. 卵巢癌早期病变无特异性症状，容易被忽视。肥胖者或妇科检查时腹部不放松的患者也很难被诊断，所以出现症状时要查明病因，积极治疗。

2. 卵巢癌的患者中约 70% 已是晚期，且多数在 3 年内会复发，所以出院后一定要遵从医嘱定期复查。

（鲁莎莎）

第二节
子宫颈癌
——美丽年华的"江湖刺客"

**故事
情境**

　　李女士结婚八年多，近半年偶有同房出血，未在意，前段时间到医院进行 TCT 和 HPV 检查，提示 HPV16 感染，医生建议她行阴道镜检查。阴道镜结果显示：子宫颈 5~6 点及 9 点符合中分化鳞状细胞癌。李女士听到"宫颈癌"三个字，吓出一身冷汗，不知如何面对。

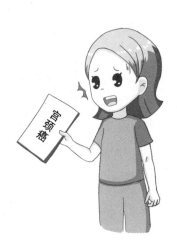

协和护士 小课堂

什么是宫颈癌？

宫颈癌是怎么发展来的？

当癌症起源于宫颈，形成的恶性肿瘤便称为"宫颈癌"。宫颈癌是妇科最常见的恶性肿瘤之一，发病率仅次于乳腺癌。宫颈癌患病的高峰年龄为40~60岁，且呈年轻化趋势。宫颈癌的发展过程为：宫颈癌前病变→宫颈原位癌→宫颈浸润癌，因此，宫颈癌的发生可通过对癌前病变的检查和处理得以有效控制。

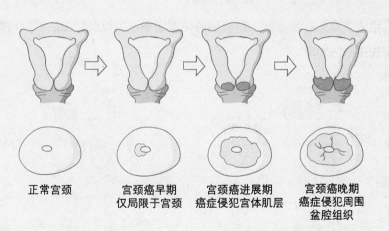

正常宫颈　　　宫颈癌早期　　　宫颈癌进展期　　　宫颈癌晚期
　　　　　　　仅局限于宫颈　　癌症侵犯宫体肌层　癌症侵犯周围
　　　　　　　　　　　　　　　　　　　　　　　　盆腔组织

第二节 子宫颈癌——美丽年华的"江湖刺客"

163

一、什么原因导致宫颈癌的发生？

大部分宫颈癌是由于 HPV 病毒感染引起，但并不代表 HPV 病毒感染就一定会引起宫颈癌。高危型 HPV 的持续性感染是宫颈癌的重要致病因素，一般持续 8~24 个月可发生宫颈癌前病变，平均 10 年左右可发展为宫颈癌。

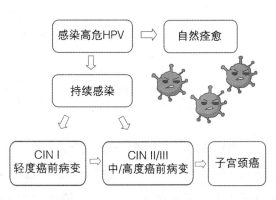

HPV 持续感染逐步发生宫颈癌前病变及宫颈癌示意图

二、宫颈癌常见症状有哪些？

绝大多数无特殊症状，偶有阴道排液增多，也可在性生活或妇科检查后发生接触性出血。

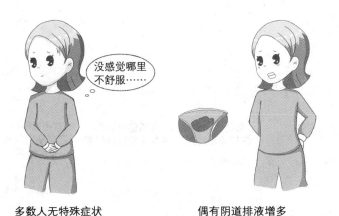

多数人无特殊症状　　　　　　偶有阴道排液增多

宫颈癌常见症状

三、得了宫颈癌需要怎么办呢？

根据宫颈癌的临床分期、患者年龄、生育要求以及全身情况等，医生会制订合理的治疗方案，主要有：手术治疗、放射治疗、化疗。

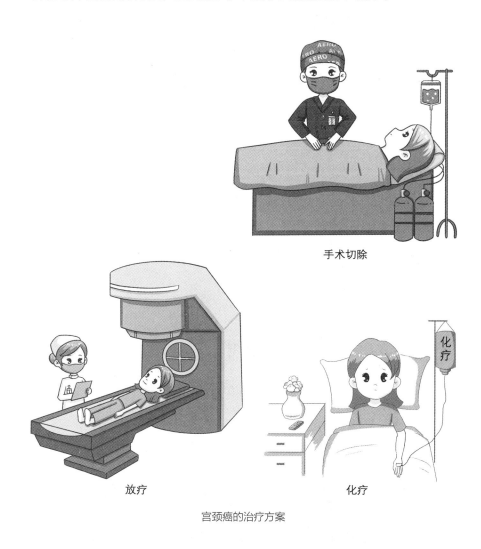

手术切除

放疗

化疗

宫颈癌的治疗方案

四、如何预防宫颈癌的发生？

（一）预防 HPV 感染

1. 建立安全性生活 杜绝过早性生活及多个性伴侣，进行安全性行为。

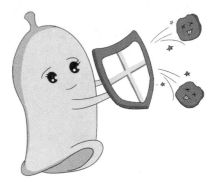

安全性行为

2. 做好个人卫生 勤换内衣裤，衣物分类清洗避免交叉感染，注意手卫生。

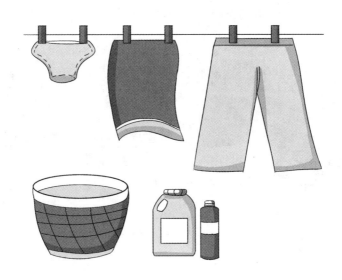

3. 建立健康生活方式，增强免疫力　合理膳食，适当运动，作息规律。

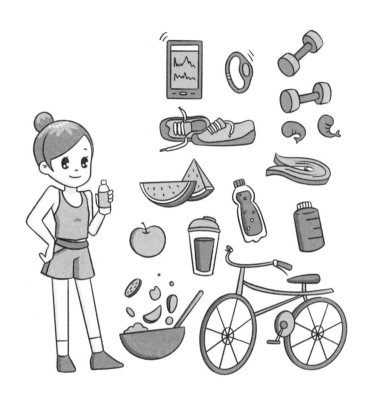

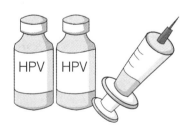

4. 注射 HPV 疫苗　二价疫苗的推荐接种年龄为 9~45 岁；四价疫苗的推荐接种年龄是 20~45 岁；九价疫苗的推荐接种年龄是 16~26 岁。

（二）宫颈细胞学检查（TCT）联合高危型HPV检查，是宫颈癌前病变及宫颈癌筛查的基本方法。

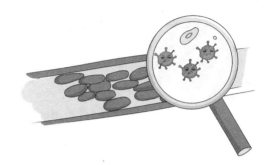

1. 大多数宫颈癌是由于持续高危型HPV感染引起。

2. 医生会综合宫颈癌分期、年龄、生育要求等制订适合的治疗方案。

3. 预防HPV感染是预防宫颈癌的关键，TCT及HPV检测是宫颈癌基本筛查方法。

4. 根据自己的年龄选择适合的HPV疫苗。

（田小娟）

第三节

子宫内膜癌

——隐藏的"中年危机"

故事
情境

50 岁的何女士，平时月经不规律，表现为经期延长，淋漓不净，不规则阴道出血已经 8 年了，一直没有重视。最近，何女士因为阴道出血量较前增多而来医院就诊，医生为何女士行诊刮术，病理结果为子宫内膜腺癌。何女士很懊恼没有及早引起重视。

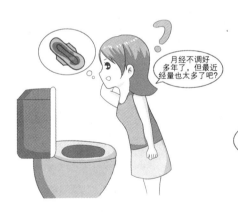

月经不调好多年了，但最近经量也太多了吧？

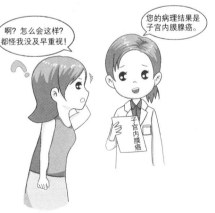

啊？怎么会这样？都怪我没及早重视！

您的病理结果是子宫内膜腺癌。

子宫内膜癌

协和护士 小课堂

什么是子宫内膜癌？

子宫内膜癌是指原发于子宫内膜的一组上皮性恶性肿瘤，以子宫内膜腺癌最常见，该病发病以中老年女性为主，平均发病年龄为 55 岁左右。

子宫内膜癌

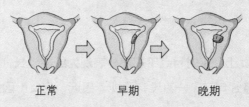

| 正常 | 早期 | 晚期 |

子宫内膜癌进展过程

一、子宫内膜癌"钟情"的女性

子宫内膜癌的发生与雌激素的持续作用有关，长期不排卵是引起内膜癌的主要危险因素。主要危险人群包括：超重、糖尿病、高血压、不孕不育、绝经晚于 52 岁、多囊卵巢综合征、卵巢肿瘤（卵巢颗粒细胞瘤和卵泡膜细胞瘤）、不良生活方式以及应用外源性雌激素的女性。

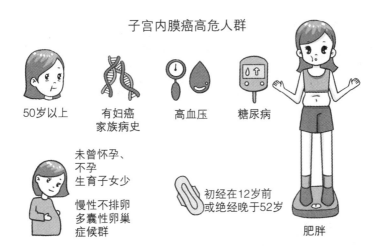

子宫内膜癌高危人群

50岁以上

有妇癌
家族病史

高血压

糖尿病

未曾怀孕、
不孕
生育子女少

慢性不排卵
多囊性卵巢
症候群

初经在12岁前
或绝经晚于52岁

肥胖

二、不容小觑的女性围绝经期或绝经后出血！

子宫出血是子宫内膜癌最突出的症状。尤其应重视围绝经期或绝经后出血。未绝经的女性，表现为经量增多、经期延长或月经紊乱。此外，阴道异常排液、下腹疼痛、子宫增大也是子宫内膜癌的常见症状。

子宫内膜癌的表现

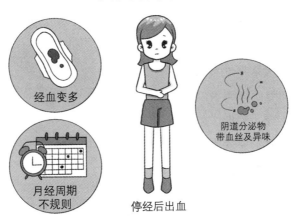

经血变多

月经周期
不规则

停经后出血

阴道分泌物
带血丝及异味

三、得了子宫内膜癌
需要怎么办呢？

1. 子宫内膜癌的治疗以手术为主。

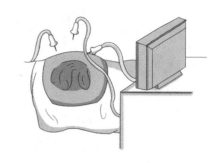

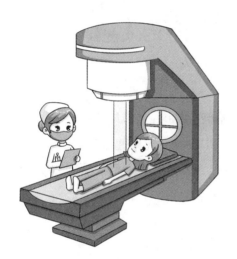

2. 对晚期的、极度肥胖或者有多种内科疾病不适合手术以及术后发现有复发高危因素的患者可使用放射治疗。

3. 子宫内膜浆液性乳头状癌、透明细胞癌等患者需手术后进行化疗，晚期、复发性子宫内膜癌，无法进行放疗和手术者，可用化疗行挽救治疗。

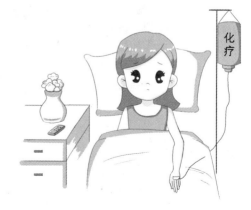

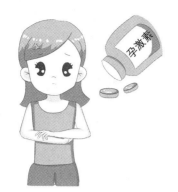

4. 对早期的高分化子宫内膜癌和子宫内膜癌的癌前病变，而需要保留生育功能者、术后和放疗后的辅助治疗患者可用孕激素进行内分泌治疗。

四、如何预防子宫内膜癌的发生？

1. 保持健康的生活方式和理想体重，合理膳食、戒烟限酒，保持心态平衡，控制高血压、糖尿病。

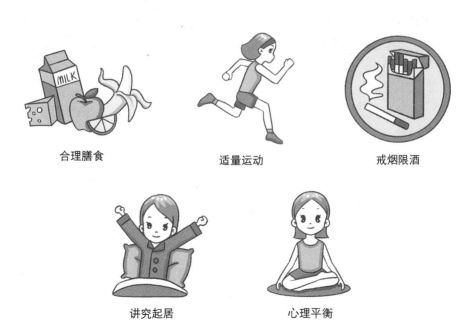

合理膳食　　　　　　　适量运动　　　　　　　戒烟限酒

讲究起居　　　　　　　心理平衡

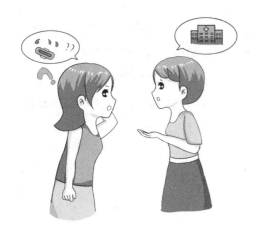

2. 重视更年期异常出血，及时就医，查清出血原因。

3. 及时治疗子宫内膜的癌前病变，对子宫内膜有增生，尤其是不典型增生患者，应积极治疗，严密随诊。

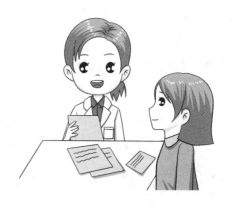

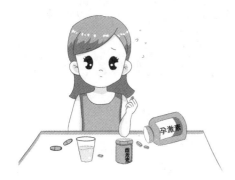

4. 更年期女性应在医生指导下使用雌孕激素进行补充治疗。

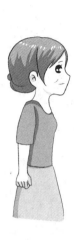
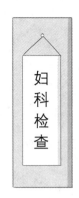

5. 中老年女性应每年进行妇科体检。

1. 子宫内膜癌的发病以中老年女性为主，与雌激素的持续刺激有关。

2. 围绝经期或绝经后异常出血者应高度警惕子宫内膜病变。

3. 重视疾病危险因素，保持健康生活方式，控制体重，积极治疗癌前病变，合理使用激素类药物可预防子宫内膜癌的发生。

（张蒙）

第七章

生殖内分泌疾病

第一节
月经失调
——减肥，还能导致月经失调？

　　爱美之心，人皆有之，当今社会却是流行"人比黄花瘦"。正值花信年华的女模特靓靓也是这"减肥大军"中的一员。为了能在比赛中崭露头角，靓靓疯狂减肥，可没过多久月经突然不规律了，吓得急忙上医院检查，医生诊断为月经失调。

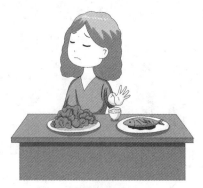

过度减肥

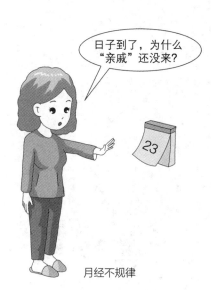

日子到了，为什么"亲戚"还没来？

月经不规律

协和护士小课堂

正常的月经是怎样的？

正常的月经具有周期性：出血的第一天为月经周期的开始，两次月经第一天之间的间隔称为一个月经周期，一般为 21~35 天，平均 28 天；一次月经通常持续 2~8 天，平均 4~6 天，正常月经量为 40~60ml。

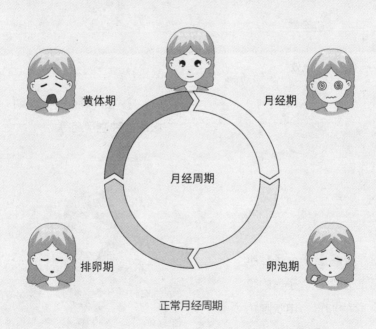

黄体期

月经期

月经周期

排卵期

卵泡期

正常月经周期

一、月经失调的常见病因

1. 精神因素 情绪异常，如长期的精神压抑、精神紧张或遭受重大精神刺激和心理创伤。

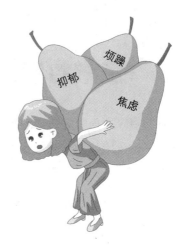

避孕药

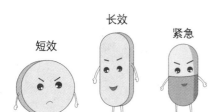

2. 药物因素 长期服用各种避孕药等。

3. 疾病因素 子宫肌瘤、子宫肌腺症、子宫内膜息肉、多囊卵巢、甲状腺功能异常或其他慢性消耗性疾病等。

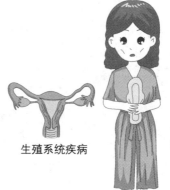

生殖系统疾病

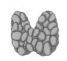

甲状腺功能异常

慢性消耗性疾病

4. 其他因素 寒冷刺激、节食、嗜烟酒、不良生活作息等。

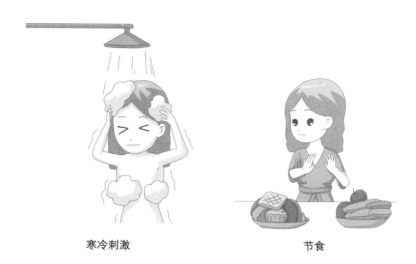

寒冷刺激

节食

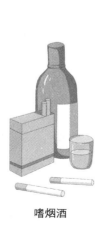

嗜烟酒

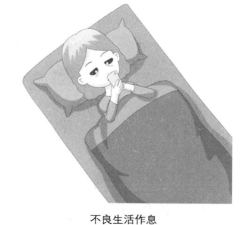

不良生活作息

二、月经失调的常见症状

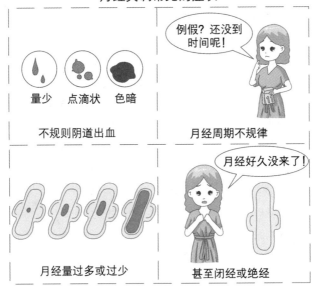

月经失调常见的症状

量少　点滴状　色暗

不规则阴道出血

月经周期不规律

例假？还没到时间呢！

月经量过多或过少

甚至闭经或绝经

月经好久没来了！

三、通常需要做哪些检查？

妇科检查、抽血化验、腹部 B 超、盆腔核磁、手术检查等。

影像学检查

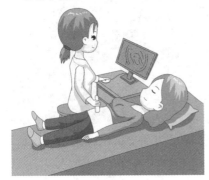

妇科三合诊检查

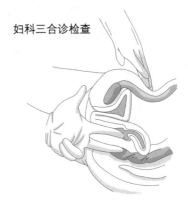

四、如何预防月经失调的发生?

1. 调节好自身情绪，避免强烈的精神刺激，保持心情愉快。

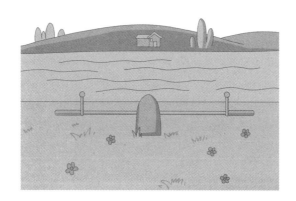

2. 经期应注意保暖，忌寒冷刺激；注意休息，加强营养，适当锻炼，增强体质。

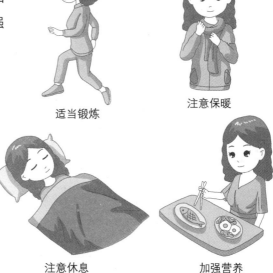

适当锻炼

注意保暖

注意休息

加强营养

3. 防止过度节食，注意戒烟限酒；避免滥用药物。

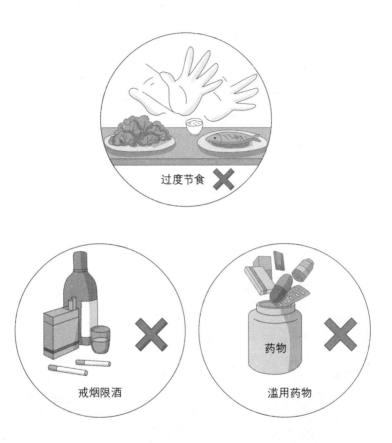

过度节食 ✕

戒烟限酒 ✕

滥用药物 ✕

五、出现月经失调需要怎么办呢？

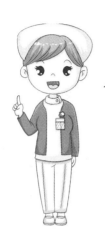

立即前往医院就诊，在医生的指导下完成各项检查，遵医嘱服用雌激素或孕激素类药物。回家后合理膳食、适度运动、规律生活作息，养成良好的生活方式。

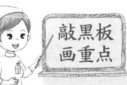

月经失调重在预防，做到以下几点让你的"姨妈"每月准时来看你：

1. 饮食均衡，避免过度节食。

2. 劳逸结合，避免过度劳累。

3. 控制好情绪，避免剧烈的情绪波动。

4. 调节好自身压力，保持愉悦的心情。

（郭苗）

第二节
更年期
——更年期来了别害怕

今年45岁的刘女士，一个月前出现潮热多汗，月经减少等症状，还经常与丈夫絮絮叨叨，甚至因为一点儿小事与丈夫大吵，丈夫常说她更年期，最后刘女士终于无法忍受来医院就诊。

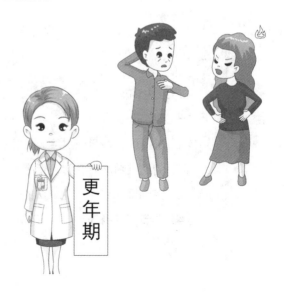

什么是更年期及更年期综合征？

刘女士：护士，什么是更年期啊？

护士：更年期是正常妇女衰老的过渡时期。

刘女士：护士，既然是正常的过渡阶段，为什么我会出现那么多症状，这么难受呢？

护士：这是由于卵巢功能减退，性激素波动或减少而引发一系列症状，这些症状称为围绝经期综合征，又称更年期综合征。

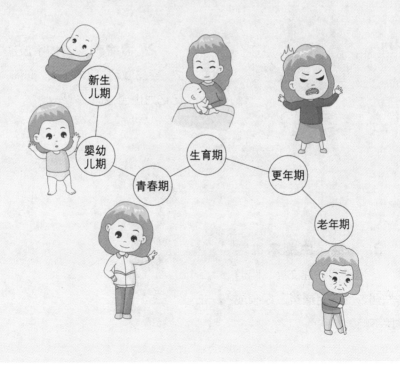

新生儿期

婴幼儿期

青春期

生育期

更年期

老年期

一、如何判断是否进入更年期？

主要根据临床表现、检查结果，例如女性激素六项、B超等判断是否进入更年期。

1. 月经紊乱 周期不规律，经期持续时间长、经量改变。

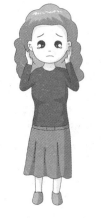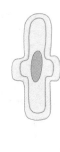

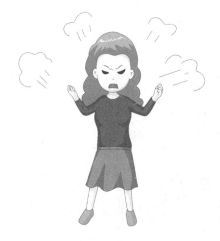

2. 情绪激动 情绪波动大，容易激动，焦虑不安，抑郁，记忆力也会减退。

3. 泌尿、生殖系统症状 阴道干涩、性交痛、阴道弹性弱、反复阴道炎、尿频或排尿不畅。

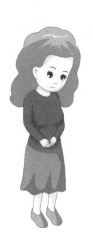

4. 潮热夜汗 反复出现短暂的面部以及胸部皮肤阵阵发红，潮热后出汗，一般持续 1~3 分钟。

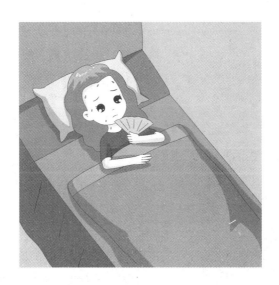

二、如何应对更年期挑战？

我们可以内外结合应对更年期挑战。

内：

完善自我：

1. 积极了解疾病相关知识。

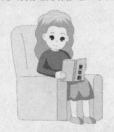

2. 建立健康的生活方式　平衡膳食、合理运动、增加日晒时间。

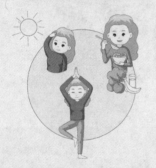

3. 寻找适合自己的情绪释放方法，如转移注意力、分享与诉说等。

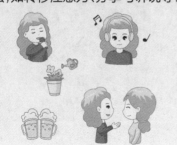

外：

学会争取外援，可以求助家庭、朋友甚至是医生：

1. 最好的心理支持疗法来源于家庭　鼓励家属了解围绝经期的常识、理解体谅患者。

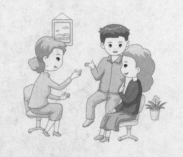

2. 发生以下症状时请及时就医　月经发生改变，尤其是经期延长、经量增多；任何一项更年期症状影响生活时；出现骨质疏松、心脑血管等问题。

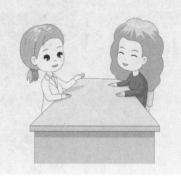

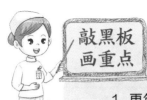

1. 更年期不是病，是一个过渡时期，容易产生各种并发症，这些症状被称为更年期综合征；

2. 更年期临床表现包括月经紊乱、情绪激动、潮热夜汗及泌尿生殖道症状；

3. 内外兼修，管理自我、学会倾诉及求援，平安度过更年期不再是困扰！

（孙博雅）

参考文献

[1] 秦瑛 . 妇产科护理工作指南 [M] . 北京：人民卫生出版社，2016.

[2] 丰有吉，沈铿，马丁 . 妇产科学 [M] . 北京：人民卫生出版社，2015.

[3] 曹泽毅 . 中华妇产科学 [M] . 北京：人民卫生出版社，2014.

[4] 马良坤 . 怀孕，你准备好了吗？[M] . 北京：人民卫生出版社，2016.

[5] 北京协和医院 . 妇科诊疗常规 [M] . 北京：人民卫生出版社，2012.

[6] 郑修霞，安力彬，陆虹 . 妇产科护理学 [M] .6 版 . 北京：人民卫生出版社，2017.

[7] 沈铿，马丁 . 妇产科学 [M] . 3 版 . 北京：人民卫生出版社，2017.

[8] 马良坤 . 协和产科医生的高龄二胎手记 [M] . 北京：人民卫生出版社，2017.

[9] 郑修霞 . 妇产科护理学 [M] . 5 版 . 北京：人民卫生出版社，2012.

[10] 谢幸，孔北华，段涛 . 妇产科学 [M] . 9 版 . 北京：人民卫生出版社，2018.

[11] 朱兰，郎景和 . 女性盆底学 [M] .2 版 . 北京：人民卫生出版社，2019.

[12] 华克勤，丰有吉 . 实用妇产科学 [M] .3 版 . 北京：人民卫生出版社，2013.

[13] 郁琦，张绍芬，张淑兰，等 . 绝经学 [M] . 北京：人民卫生出版社，2013.

[14] 中国营养学会 . 中国居民膳食指南（2016）[M] . 北京：人民卫生出版社，2016.

[15] 任钰雯，高海凤 . 母乳喂养理论与实践 [M] . 北京：人民卫生出版社，2018.

［16］张学红，何方方. 辅助生殖护理技术［M］. 北京：人民卫生出版社，2015.

［17］何仲，吴丽萍. 妇产科护理学［M］. 北京：中国协和医科大学出版社，2015.

［18］马良坤. 妊娠和甲状腺疾病263个怎么办［M］. 北京：中国协和医科大学出版社，2014.

［19］国家人口计生委科学技术研究所. 避孕方法选用的医学标准［M］. 北京：中国人口出版社，2006.

［20］妇幼健康研究会. 大专家的声音：二孩生育科学指导200问［M］. 北京：中国人口出版社，2016.

［21］马良坤. 孕产大百科［M］. 北京：中国轻工业出版社，2019.

［22］邓珊，郎景和. 协和妇产科操作备忘录［M］. 北京：人民军医出版社，2015.

［23］马良坤. 协和专家＋协合妈妈圈干货分享·产检［M］. 北京：中国轻工业出版社，2019.

［24］李宁. 怀孕＋坐月子怎么吃：协和营养师告诉你［M］.2版. 北京：中国妇女出版社.2015.

［25］向阳，谭先杰. 协和名医谈妇科肿瘤［M］. 北京：中国妇女出版社，2014.

［26］（美）托马斯·W.黑尔，（美）希拉里·E.罗. 药物与母乳喂养［M］.17版. 辛华雯，杨勇，译. 上海：上海世界图书出版公司，2019.

［27］王立新. 母乳喂养指导手册［M］. 北京：北京科学技术出版社，2012.

［28］周应芳，彭超，冷金花. 要重视子宫内膜异位症的一级和二级预防［J］. 中华妇产科杂志，2020，55（9）：624-626.

［29］中华医学会妇产科学分会子宫内膜异位症协作组. 子宫内膜异位症的诊治指南［J］. 中华妇产科杂志，2015（3）：161-169.

［30］子宫肌瘤的诊治中国专家共识专家组. 子宫肌瘤的诊治中国专家共识［J］. 中华妇产科杂志，2017，52（12）：793-800.

［31］俞梅，向阳，马晓欣，等. 子宫内膜癌筛查规范建议［J］. 中华妇产科杂志，2020，55（5）：307-311.

［32］谢玲玲，林荣春，林仲秋. 国际权威子宫内膜癌诊治指南解读［J］. 实用妇产科杂志，2020，36（6）：428-432.

［33］中国优生科学协会肿瘤生殖学分会，中国医师协会微无创医学专业委员会妇

科肿瘤专委会.妊娠期卵巢肿瘤诊治专家共识（2020）[J].中国实用妇科与产科杂志，2020，36（5）：432-440.

[34] 王辰，王慧慧，李焕荣，等.《2018欧洲国际性病控制联盟/世界卫生组织关于阴道分泌物（阴道炎症）管理指南》解读[J].中国实用妇科与产科杂志，2018，34（12）：1360-1365.

[35] 中华医学会妇产科学分会感染性疾病协作组.滴虫阴道炎诊治指南（草案）[J].中华妇产科杂志，2011，46（4）：318.

[36] 欧阳振波，黄志霞，袁瑞莹，等.中、美、加外阴阴道假丝酵母菌病诊治指南解读[J].现代妇产科进展，2016，25（01）：56-58.

[37] 曾果.中国营养学会"孕期妇女膳食指南（2016）"解读[J].实用妇产科杂志2018，34（4）：265-267.

[38] 中华医学会妇产科分学会绝经学组.中国绝经管理与绝经激素治疗指南（2018）[J].协和医学杂志，2018，9（6）：19-32.

[39] 向雪莲，侯晓华.《2013年中国慢性便秘诊治指南》重点解读[J].中国实用外科杂志，2013（33），11：940-942.

[40] 刘春燕，朱兰，郎景和.女性尿失禁流行病学调查及发病相关因素研究进展[J].中华妇产科杂志，2007，42（2）：142-144.

[41] 中华医学会妇产科学会分会妇科盆底学组.女性压力性尿失禁诊断和治疗指南[J].中华妇产科杂志，2017，52（5）：289-293.

[42] 李琳，朱兰，郎景和，等.中国成年女性混合性尿失禁的流行病学调查[J].中华医学杂志，2010，90（21）：1487-1490.

[43] 郑英.月经失调的诱发因素[J].世界最新医学信息文摘，2019，19（62）147.

[44] 李振宇.月经不调的相关因素[J].世界最新医学信息文摘，2019，19（68）：171.

[45] 吴小肄，王维贵，郑颖馨，等.286例Ⅰa1期年轻宫颈癌不同治疗方案对预后及生活质量的影响[J].现代妇产科进展，2017，11（12）：885-888，892.

[46] 蔡晓婷，符浮，林飞雅，等.初诊宫颈癌妇女对宫颈癌认知和筛查现况分析[J].

中国计划生育学杂志，2018，26（7）: 563-569.

[47] 陶志梅，潘敏，俞美娟，等 . 高危型人乳头瘤病毒感染联合液基薄层细胞检测对宫颈癌及宫颈癌前病变筛查与随访的临床意义 [J] . 中华医院感染学志，2015，20（6）: 635-639.

[48] COLOMBO N，PRETI E，LANDONI F，et al. Endometrial cancer: ESMO Clinical Practice Guidelines for diagnosis，treatment and follow-up [J] . Annals of Oncology，2013，24（6）: vi33-vi38.

[49] The Editors of The Lancet Diabetes Endocrinology. Retraction and republication-worldwide burden of cancer attributable to diabetes and high body-mass index: a comparative risk assessment [J] . Lancet Diabetes Endocrinol，2018，6（6）: 437.

[50] MCNAMARA M C，BROOK R. How long should we follow simple ovarian cysts with pelvic ultrasonography？ [J] . Cleve Clin J Med，2018，85（10）: 745-747.

[51] American College of Obstetricians and Gynecologists. ACOG Practice Bulletin. Management of adnexal masses [J] . Obstet Gynecol，2007，110（1）: 201-214.

[52] PAAVONEN J A，BRUNHAM R C. Vaginitis in Nonpregnant Patients: ACOG Practice Bulletin Number 215 [J] . Obstet Gynecol，2020，135（5）: 1229-1230.

[53] Anon. ACOG Committee Opinion No. 650: Physical Activity and Exercise During Pregnancy and the Postpartum Period [J] . Obstet Gynecol，2015，126（6）: e135-142.

[54] JUN SY，KIM SI，LIM MC，et al. Knowledge of HPV and Surgery among Women Who Underwent Cervical Conization: A Korean Multi-Center Study [J] . Yonsei Med J，2016，57（5）: 1222-1229.

[55] ANSON WL，RICHARD H. American Gastroenterological Association medical position statement on constipation [J] . Gastroenterology，2013，144（1）: 211-217.

[56] LINDBERG G, HAMID SS, MALFERTHEINER P, et al.World Gastroenterology Organisation global guideline: Constipation—a global perspective [J] . J Clin Gastroenterol, 2011, 45 (6): 483-487.

[57] RAO SS.Constipation: evaluation and treatment of colonic and anorectal motility disorders [J] . Gastroenterol Clin North Am, 2007, 36 (3): 687-711.

[58] CHEN W, SUN K, ZHENG R, et al. Cancer incidence and mortality in China, 2014 [J] . Chin J Cancer Res, 2018, 30 (1): 1-12.

参
考
文
献